疲れをとりたきゃ
腎臓をもみなさい

寺林陽介［著］　内野勝行 医師［監修］

アスコム

1日1分の「腎」マッサージで、
疲れ知らずの身体を手に入れよう！

はじめに

腎マッサージで、身体の疲れは簡単にとれる

「最近、疲れがなかなかとれない」
「だるくて、やる気が起きない」

そんな悩みを抱えている人は、ぜひ本書のＰＡＲＴ１を見て、「基本の腎《じん》マッサージ」を試してみてください。

（マッサージの動画はこちら！　http://www.ascom-inc.jp/jin/）

1分間、お腹から腰《こし》にかけてグリグリするだけで、身体がポカポカと温まってくるはずです。

マッサージは1日1回〜数回でOK!

そのまま一晩眠ったら、疲れが軽くなっていることに気づくでしょう。

しばらく腎マッサージを続ければ、疲れがとれるだけでなく、目の下のクマ、顔や手足のむくみなどが解消され、身体がすっきりすると思います。


なぜ、お腹から腰にかけてグリグリすると、疲れがとれるのか。

それは、**腎マッサージが、文字通り、「腎臓《じんぞう》の疲れをとるマッサージ」**だからです。

腎臓が元気になれば、身体も元気になるのです。

このように言うと、

「え？　腎臓と疲れって関係あるの？」

「腎臓って、単に尿をつくっているだけじゃないの？」

と、驚く人もいるでしょう。

しかし、**腎臓と身体の疲れには、実は深い関係がある**のです。

腎臓は「心臓の次」に大事である

腎臓はとても地味で、目立たない臓器です。

「腎臓がどういうものなのか、よく知らない」という人も、いるかもしれませんね。

心臓、肺、胃、肝臓、腎臓、すい臓、大腸、小腸……。

体にはさまざまな臓器がありますが、そのうち、心臓や肺、胃、腸などの働きや大事さについては、みなさん、よくご存じだと思います。

激しい運動をすれば心臓がバクバクするし、胃が弱れば食欲がなくなるし、腸がおかしくなれば便秘《べんぴ》や下痢《げり》をする……といった具合に、生活の中でこれらの臓器を意識する機会が多く、具合が悪くなれば、すぐにわかるからです。

お酒を飲む人であれば、アルコールを解毒《げどく》してくれる肝臓の大切さを、日ごろから実感しているかもしれません。

一方で、私たちがふだん、腎臓を意識することは、あまりありません。

腎臓は身体の少し奥まったところにあり、心臓や肺、胃や腸などに比べて、どこにあるのかわかりづらく、存在を感じにくいからです。

また、腎臓は、肝臓やすい臓などと同様に「沈黙の臓器」といわれており、具合が悪くなっても、最初のうちは、はっきりとした症状があらわれにくいという特徴もあります。

でもそんな、一見「地味」な腎臓が、実はとても重要な働きを担《にな》ってくれています。

私たちの身体にとって、**腎臓は「心臓の次」**といってもよいくらい、大事な存在なのです。

腎臓が疲れると、血液がドロドロになる

では、腎臓はどんな働きをしているのでしょう。
なぜ腎臓が疲れると、身体も疲れるのでしょう。

腎臓はふだん、老廃物《ろうはいぶつ》が混じった血液をろ過《か》し、いるものといらないものを分け、身体にとっていらないものだけを尿にして、外に出してくれています。

腎臓が疲れ、きちんと働けなくなると、身体に必要なものが外へ出て行ってしまったり、老廃物が排出されずに身体や血液の中にたまり、血液がドロドロになって、血

行が悪くなったりします。

すると、身体が活動するのに必要な酸素や栄養が、全身にいきわたらなくなります。

腎臓が疲れると身体が疲れるのは、そのためです。

さらに、**腎臓が疲れて血液がドロドロになると、血管や心臓に負担**がかかります。

これは身体の疲れの原因になるだけでなく、動脈硬化《どうみゃくこうか》や心臓病、脳梗塞《のうこうそく》など、さまざまな病気の原因にもなります。

私たちが元気に健康に生活するうえで、腎臓の健康は必要不可欠なのです。

「寺林流・腎マッサージ」で、腎臓と身体の疲れをとる

でも、常に腎臓の健康を保つというのも、なかなか難しいものです。

夏の暑い日に、つい冷房にあたりすぎたり、冷たい飲食物をとりすぎたりして、身体を冷やしてしまう。

味付けの濃い料理が好きで、つい塩分をとりすぎてしまう。

仕事が忙しくて、つい睡眠時間を削ってしまう。

これらはいずれも腎臓に負担をかけますが、完全にやめることはできませんよね。


そこでおすすめしたいのが、「腎マッサージ」です。


もちろん、「腎マッサージ」といっても、腎臓を直接マッサージするわけではありません。

東洋医学では、**腎臓と副腎**《ふくじん》をまとめて「腎」とよんでいますが、実は身体には、そこを刺激することで腎を活性化させる、腎のツボがいくつかあります。

なかでも、腰のあたりにある「腎兪《じんゆ》」「志室《ししつ》」といったツボを刺激すると、**腎臓および副腎の疲労回復**、ひいては**身体の疲労回復・若返りに、とても効果がある**のです。

ただ、ツボの位置を正確に把握《はあく》するのは難しく、みなさんの中には、「ツボの名前や場所を、いちいち確認するのは面倒ください」と思われる人もいるでしょう。

そこで、本書では、私が**「誰でも簡単に、腎のツボをマッサージできるように」**と考え出した「寺林流・腎マッサージ」の方法を、カラー写真で紹介しています（PART1）。

これなら、名前や場所を知らなくても、確実にツボを刺激することができます。

応用編として、「足の腎マッサージ」「人にしてあげる腎マッサージ」のやり方も紹介していますが、まずは「基本の腎マッサージ」を試してみてください。

1回あたり1分程度、手でお腹から腰にかけて（おへその横から背骨のあたりまで）グリグリとこする。

それだけで、さまざまなツボが刺激され、まず身体がポカポカと温まってきます。

何日か続けるうちに、おそらくみなさんにも、**疲れがとれたり、髪や肌が若返った**

りするのを感じていただけると思います。

また、疲れがとれるだけでなく、**ダイエット効果も期待**できます。腎マッサージによって血流《けつりゅう》が良くなれば、冷えが改善され、基礎代謝《きそたいしゃ》量が上がりますし、むくみがとれたり、お腹や腰をマッサージすることでウエストが細くなったりもするからです。


なお、本書のPART2とPART3では、腎臓の働きや腎マッサージについての詳しい解説と体験談を紹介し、PART4では、さまざまな病気と腎臓の関わりについてお伝えしています。

腎臓の不調が原因で引き起こされる病気は、たくさんあります。もちろん、病気になってしまったときは、医師による適切な治療を受ける必要がありますが、腎マッサージによって腎臓の疲れをとることができれば、こうした病気を防ぐうえで役に立つのではないかと、私は思っています。

さらに、ＰＡＲＴ５では腎臓を健康にするための生活習慣を、また巻末付録では腎臓にやさしい食事のレシピを紹介しています。

ぜひ、日々の健康づくりの参考にしてみてください。

すでに腎マッサージを実践された、20代から60代の、幅広い世代の方々から、「身体が軽くなった」「疲れてばかりでやる気が出なかったけれど、明るく元気になれた」といった感想を、たくさんいただいています。

1回あたり1分。

誰にでも簡単にできる「寺林流・腎マッサージ」によって、一人でも多くの方が腎臓の元気と身体の健康を取り戻されることを、そして本書が少しでも、みなさんの「腎活《じんかつ》」のお役に立つことを心から願っています。

寺林陽介

疲れをとりたきゃ腎臓をもみなさい

目次

PART 5 腎臓を健康にする生活習慣

巻末付録 腎臓にやさしいレシピ集

PART 1

簡単に疲れがとれる!
「腎マッサージ」のやり方

まず、腎マッサージのやり方を覚えましょう。
基本は、お腹から腰にかけてのマッサージ。
１回やるだけで、血流が良くなり、身体が温まるのが
実感できるはずです。
血流が良くなれば、腎臓の働きも活発になります。
朝起きたときに、家事や仕事の合間に、夜寝る前に……。
基本の腎マッサージを１日１回〜数回、
思い立ったときにやってみてください。

基本の腎マッサージのポイント

POINT 1 マッサージの時間は、1回あたり1分程度を目安にしましょう。

POINT 2 少し強めの力でマッサージすると、より効果的です。筋肉にあたって止まるところまで、手をしっかり押しあててから、マッサージを始めてください。ただし、強い力で押せないときは、無理せず、可能な範囲の力でマッサージしましょう。

POINT 3 無理のないペースで深呼吸（腹式呼吸）をしながらマッサージすると、リラックスできるうえ、血液やリンパの流れも良くなります。

POINT 4 汗や尿が出やすくなるので、マッサージ後はゆっくりと水やぬるま湯を飲みましょう。

※内臓に疾患のある方、妊婦の方は、医師に相談のうえ、行ってください。
※効果には個人差があります。

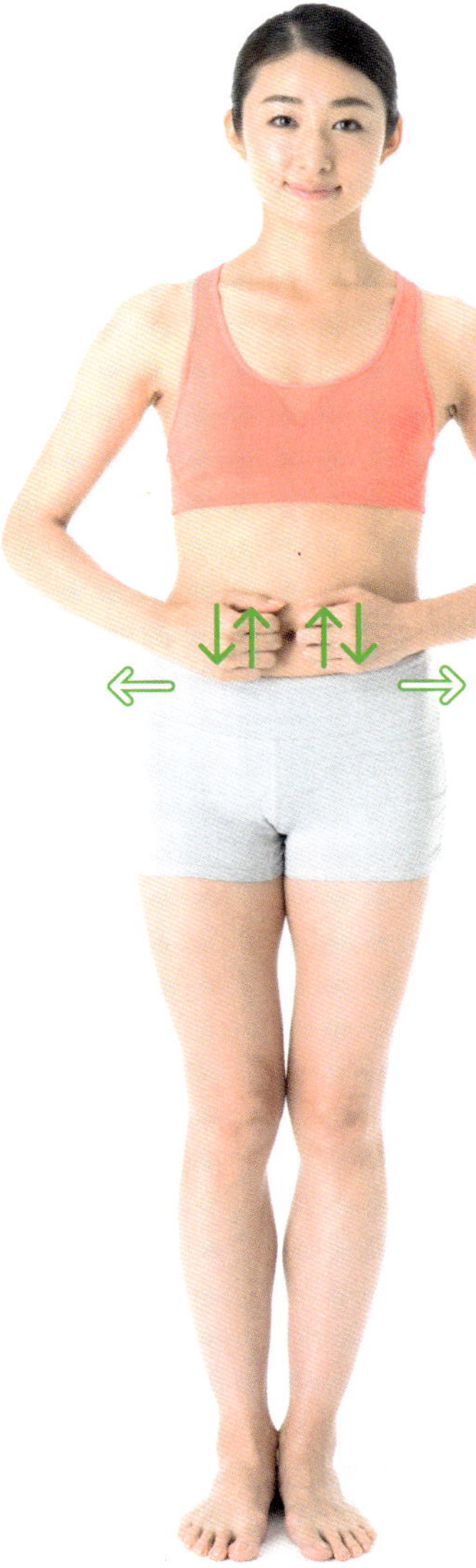

基本の腎マッサージ 1
お腹のマッサージ

両手の指の第１関節と第２関節だけを曲げ、お腹にぐっと押しあてます。そして両手をグリグリと上下に動かしながら、少しずつわき腹の方へと移動させます。

指の第１関節で、お腹を刺激するイメージです。

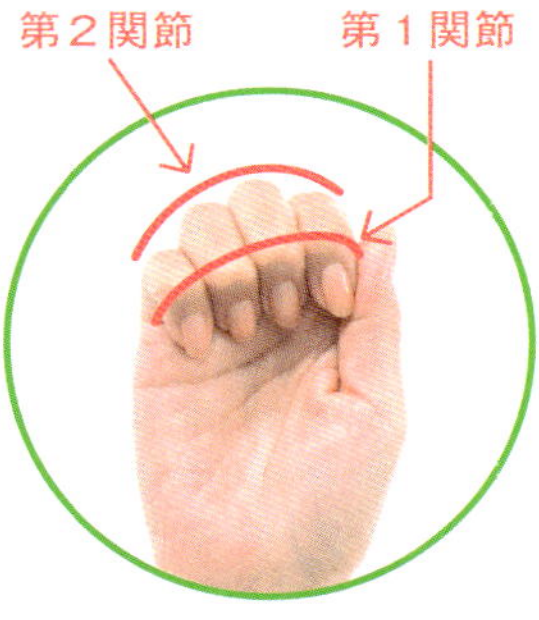

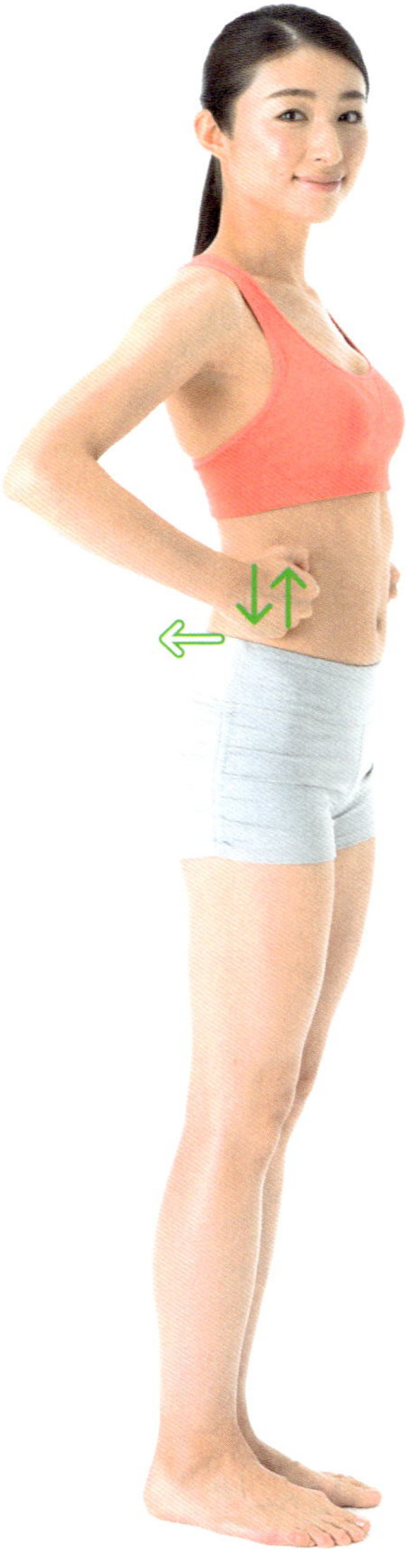

基本の腎マッサージ 2

わき腹のマッサージ

両手の指の第１関節と第２関節だけを曲げ、第２関節でわき腹を刺激するイメージで、手を上下にグリグリ動かしながら少しずつ背中の方へと移動させます。

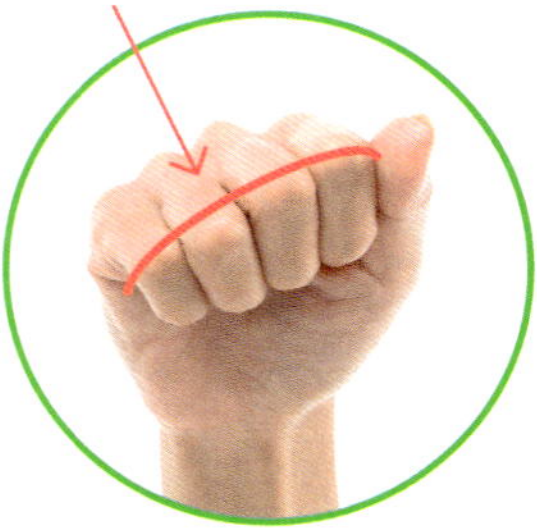

ろっ骨にあたらないように気をつけましょう。

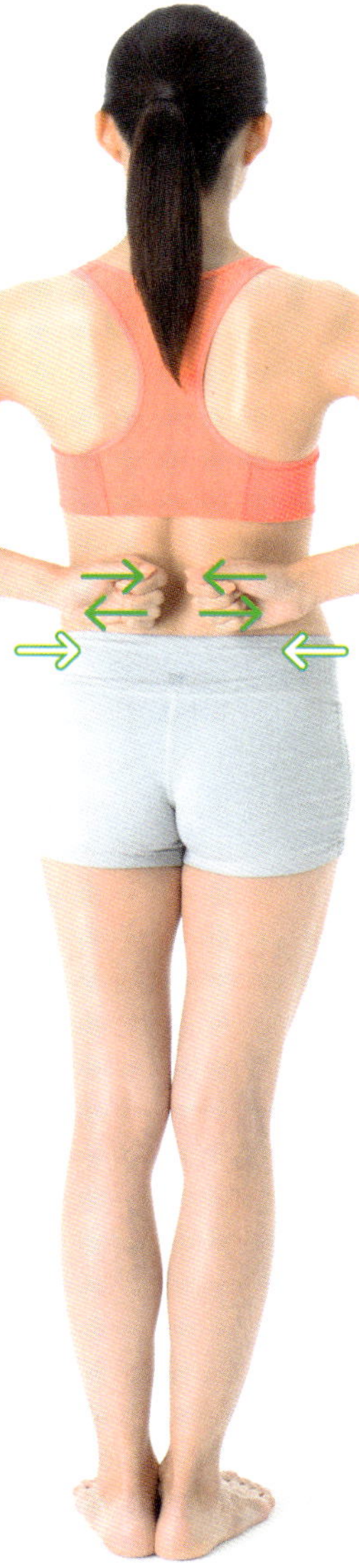

基本の腎マッサージ 3

背中のマッサージ

お腹とわき腹のマッサージが終わったら、腰をグリグリとマッサージ。
両手でこぶしをつくり、左右に動かしながら、少しずつ背骨の方へと移動させます。
指の第３関節（手の甲の関節）で、腰の筋肉をもみほぐすイメージです。
背骨までたどりついたらマッサージ終了です。

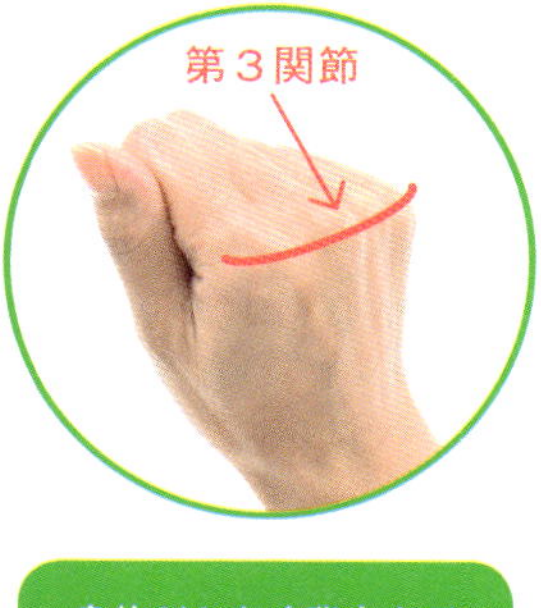

身体がかたく背中まで手が回らない場合は、P41〜47を参考に人にやってもらいましょう。

基本の腎マッサージの流れ❶

上下に動かしながらゆっくり外側へ

1 手の形をつくったら、まずはおへその横からスタート。上下に3回くらいグリグリしながらゆっくりと外側へ移動。ここには、「肓《こう》兪《ゆ》」という腎に効くツボがあります。

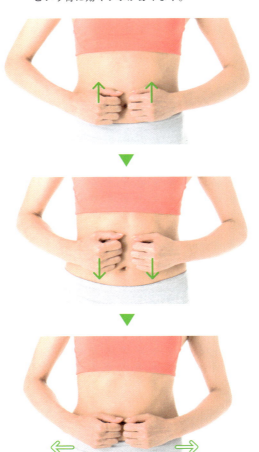

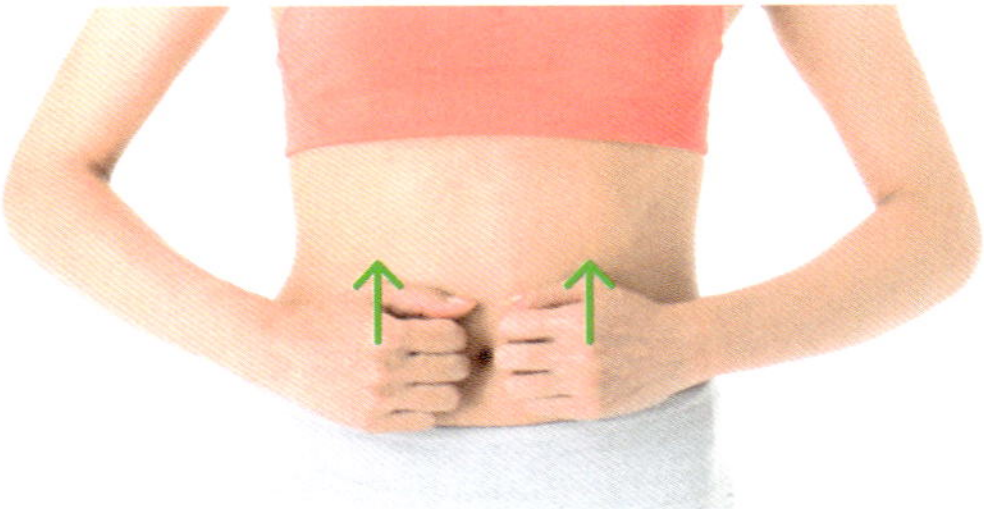

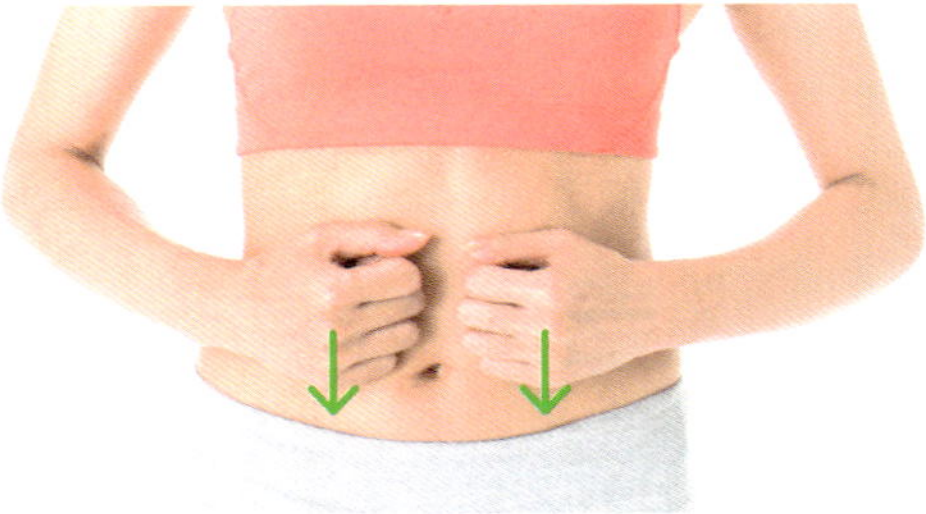

基本の腎マッサージの流れ❷

お腹まわりをしっかり刺激

2 最初の位置から少し外側へ手を移動させ、マッサージをしてください。
ここにも、腎に効く「天枢《てんすう》」というツボが！

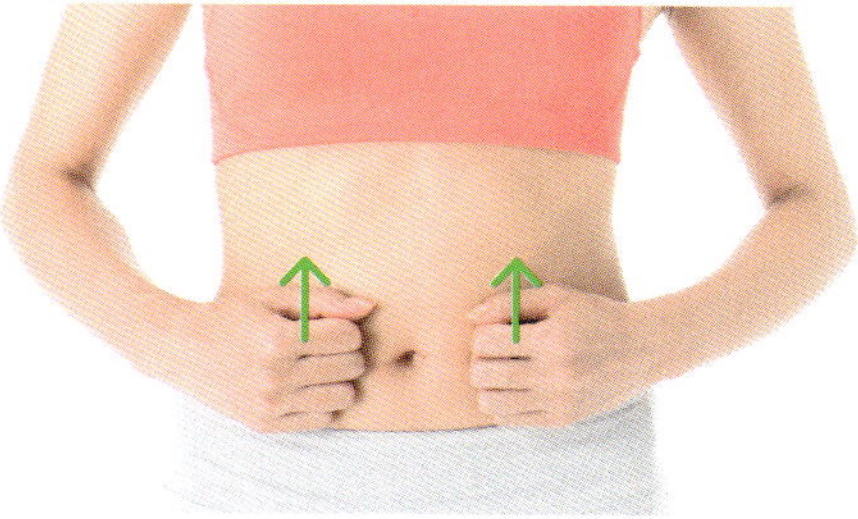

▼

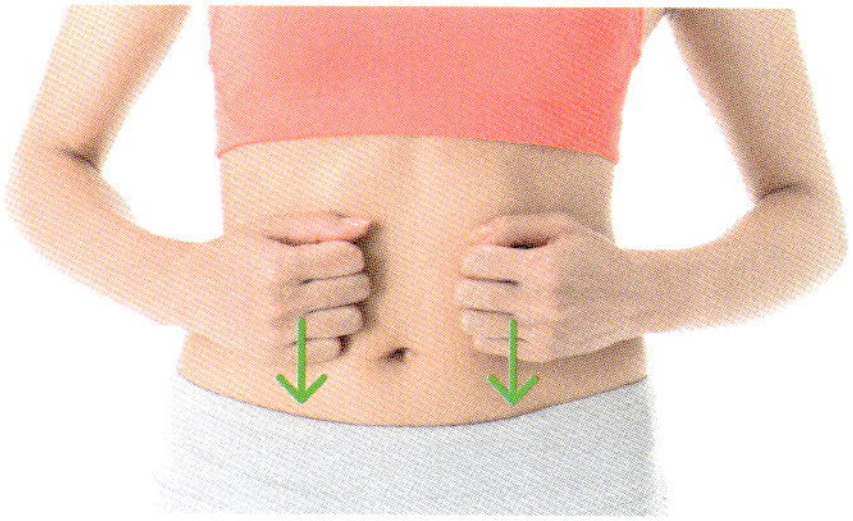

▼

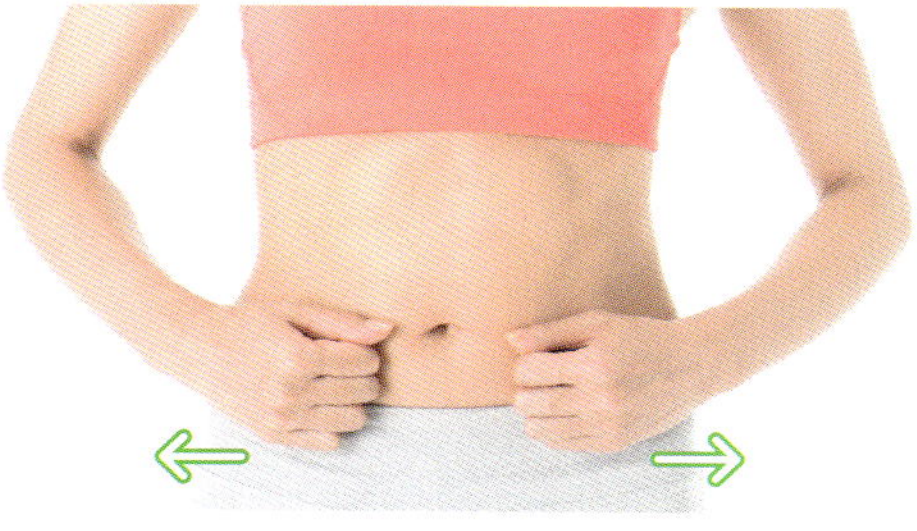

基本の腎マッサージの流れ❸

上下に動かしながらさらに外側へ

3 さらに外側へ手を移動させながらマッサージをしてください。グリグリとお腹を刺激していくイメージで！

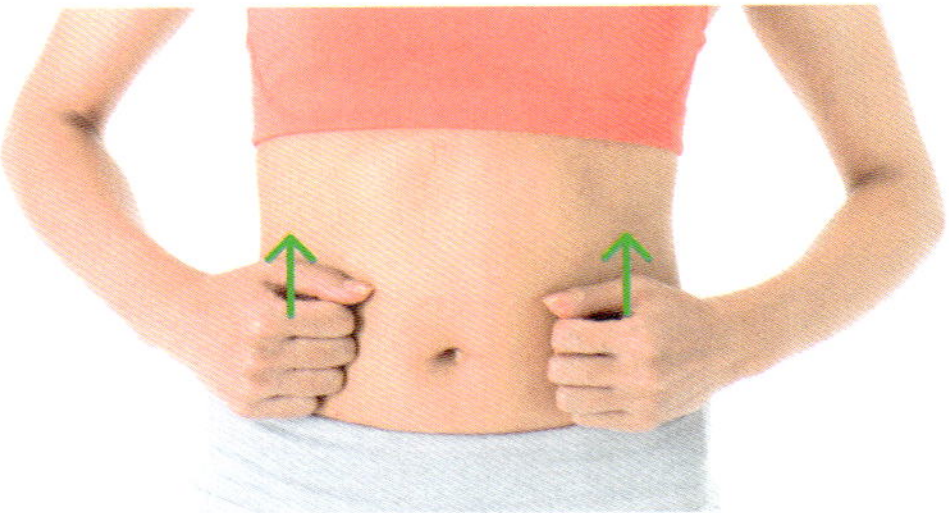

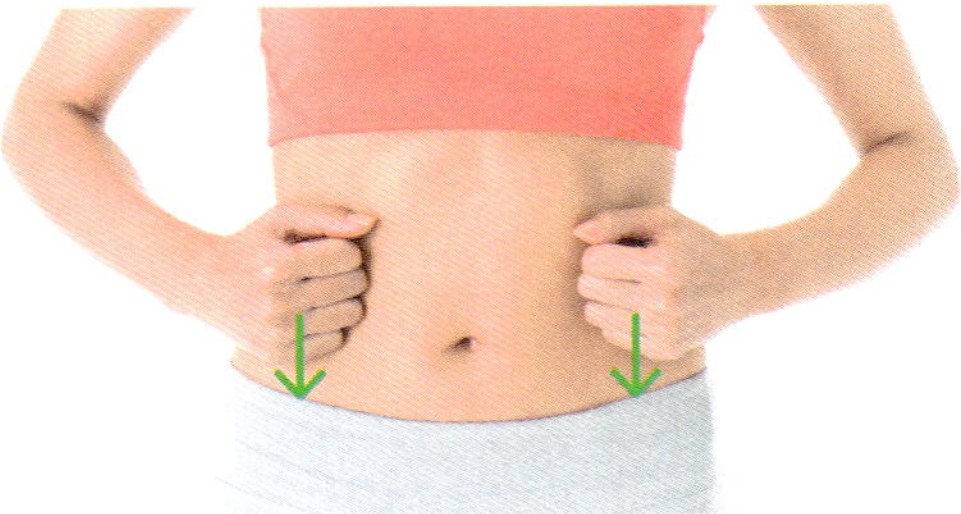

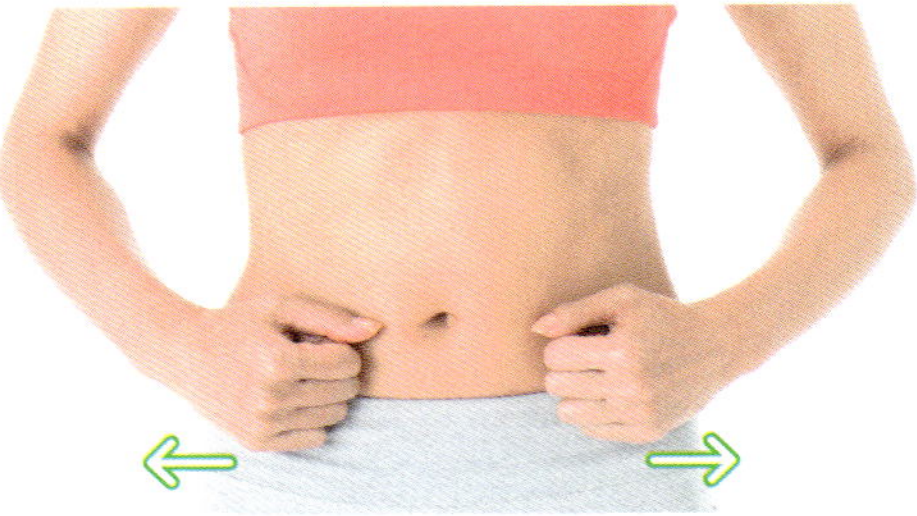

基本の腎マッサージの流れ❹

わき腹もしっかり刺激

4 わき腹も、上下に3回ほど動かしながら、ろっ骨に当たらないように手を移動させていきます。わき腹には、身体を温める帯脈《たいみゃく》というツボがあり、そこを刺激します。

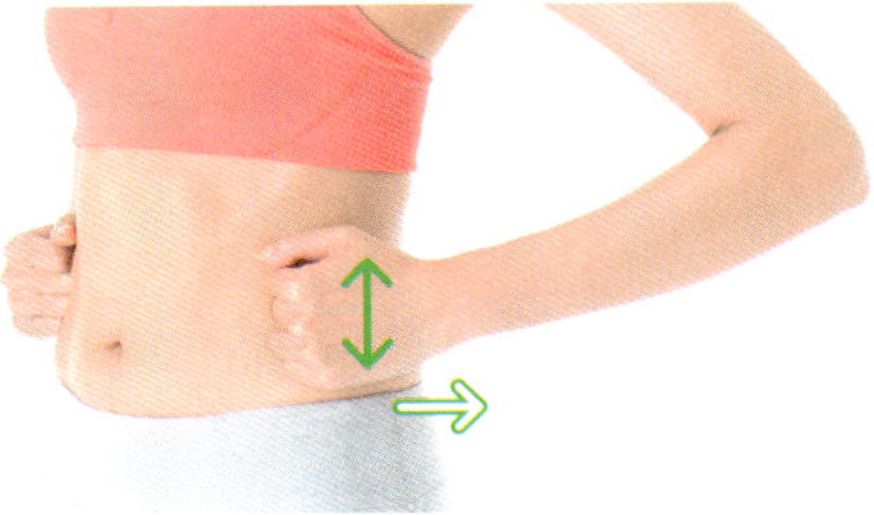

▼

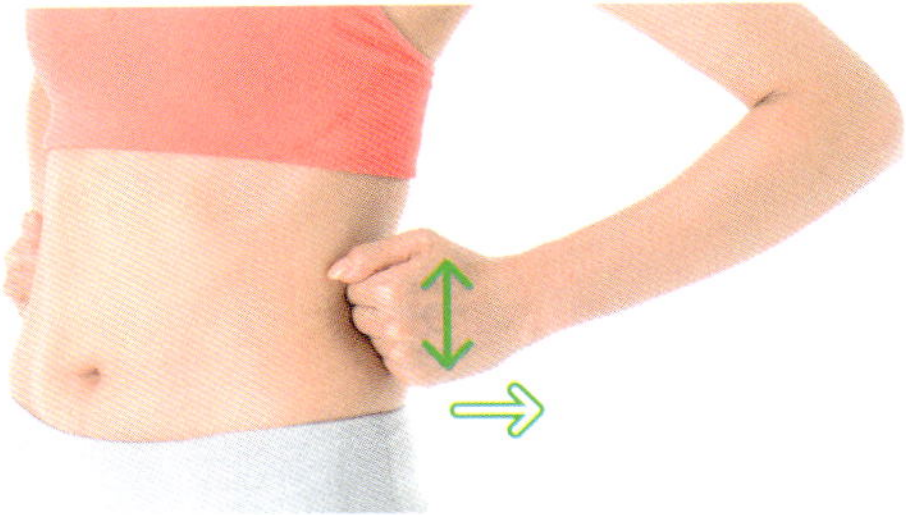

▼

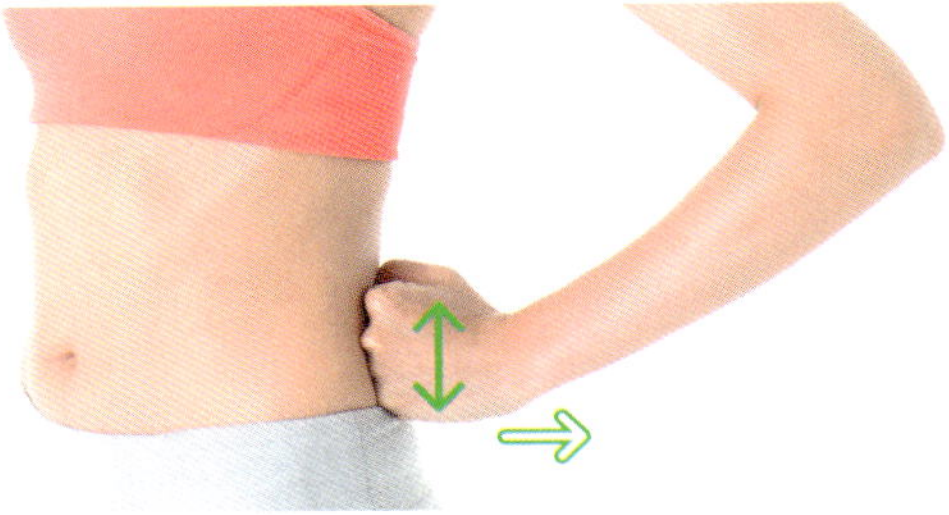

基本の腎マッサージの流れ❺

背中は手を左右に動かして

5 背中には、「腎兪《じんゆ》」「志室《ししつ》」という最も重要なツボがあります。この２つのツボを指の第３関節でしっかり押しながら、左右に動かしてください。

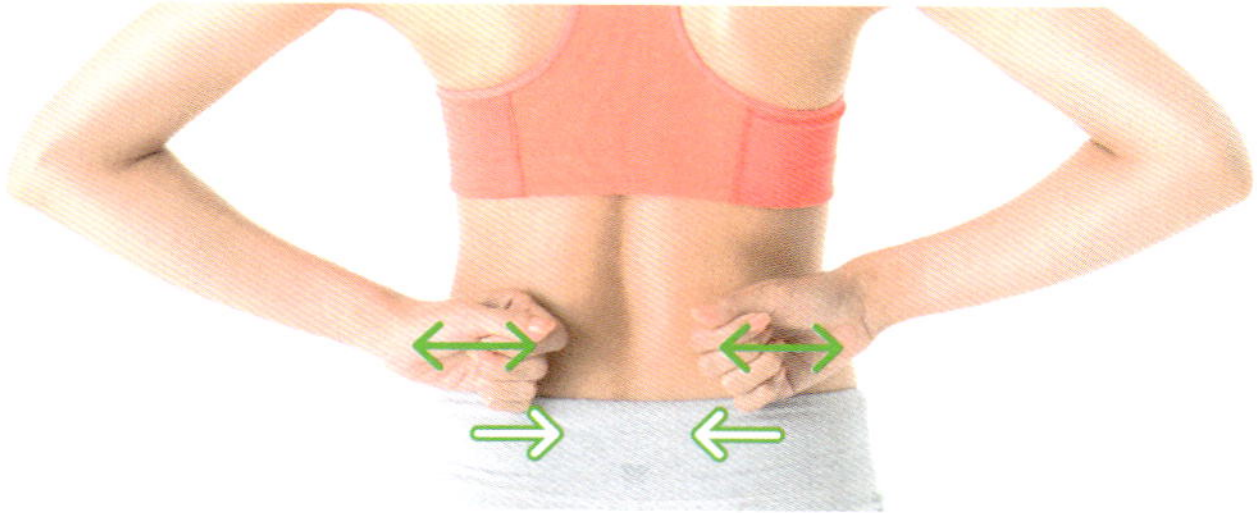

▼

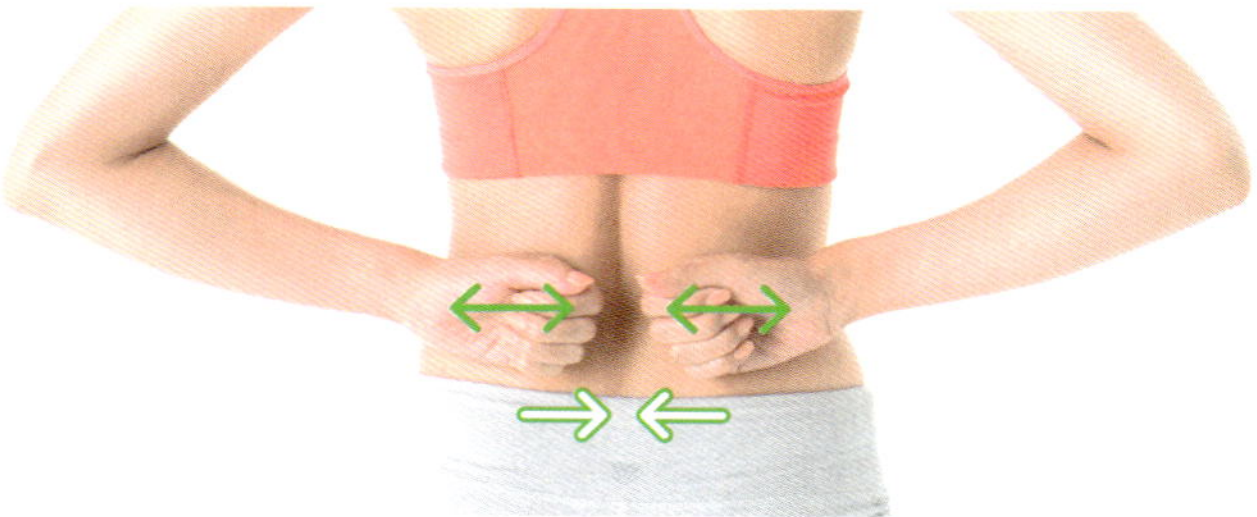

▼

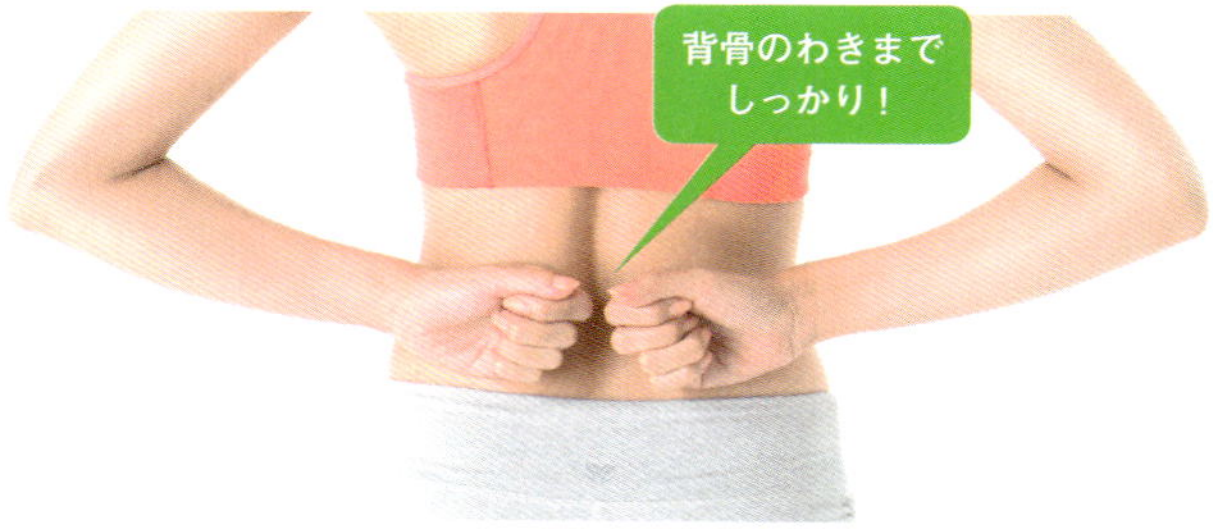

腎マッサージの まとめ

!

「基本の腎マッサージ」は、両手でお腹から腰にかけて１分間グリグリするだけ！　難しい知識や道具がなくても、いつでも誰にでも簡単にできる！

!

たった１分間のマッサージで、身体がポカポカ。疲れがとれ、冷えやむくみが改善され、ダイエット効果も！

!

腎マッサージで疲れがとれるのは、腎臓の疲れがとれ、血流が良くなるから。「基本の腎マッサージ」に慣れたら、「足の腎マッサージ」にもチャレンジ！

こんなにある！
腎臓に効くツボ

お腹・わき腹

お腹には「盲兪《こうゆ》」「天枢《てんすう》」、わき腹には「帯脈《たいみゃく》」という、腎臓の疲れに効くツボがあります。**基本の腎マッサージを1回やるだけで、お腹から背中まで同じ高さにある複数の腎のツボを刺激することができます。**

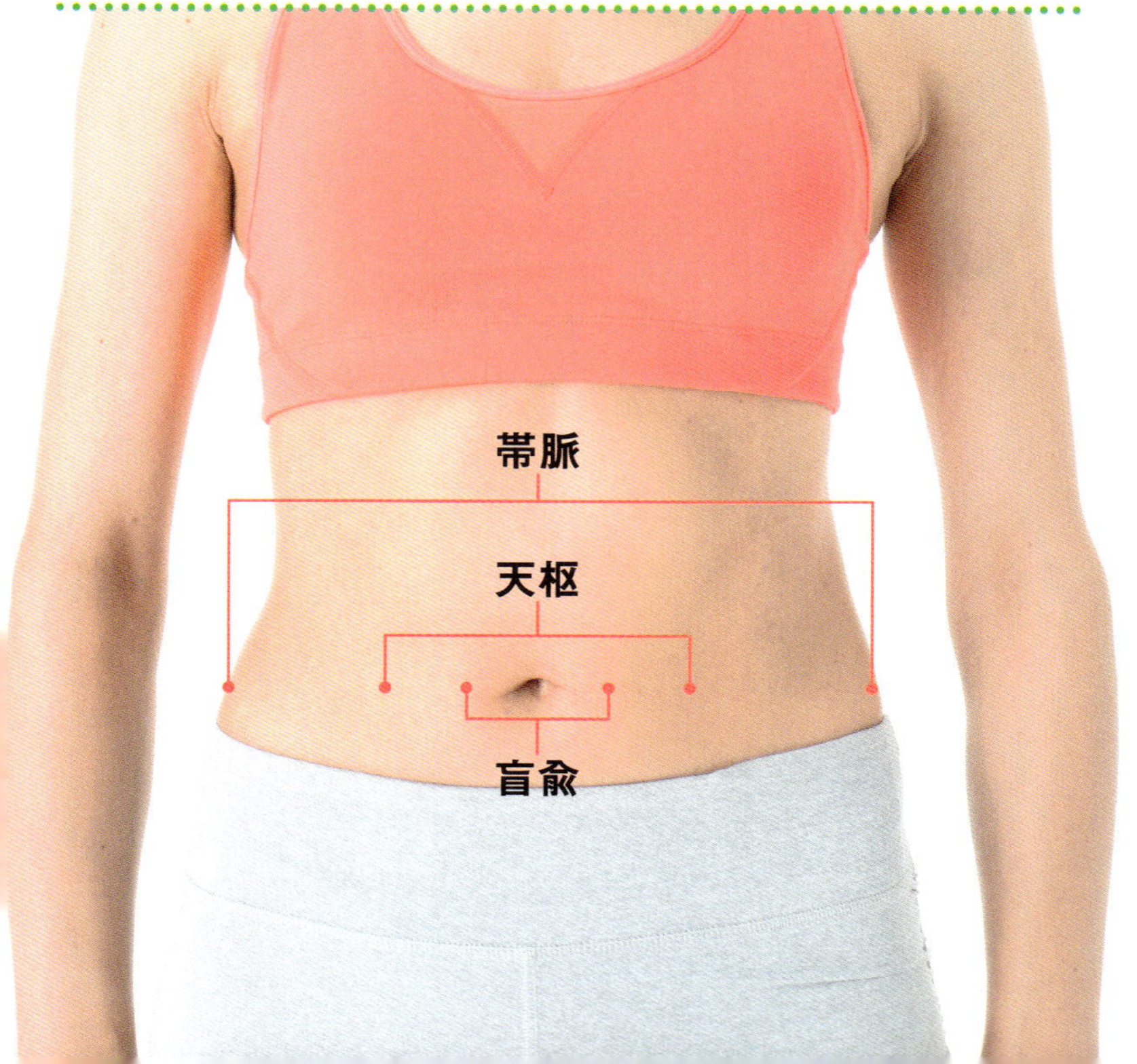

腎臓をしっかり刺激して疲れ知らずの身体に！

肓《こう》兪《ゆ》

おへその左右のすぐ横にあるツボです。腎臓疾患のほか、慢性的な消化器疾患（下痢、便秘、食欲不振など）、糖尿病などの改善にも効果があります。

天《てん》枢《すう》

おへその左右、親指の幅約２本分外側にあるツボです。腎臓、膀胱《ぼうこう》など泌尿器疾患のほか、消化器疾患、生殖器疾患（生理不順、子宮内膜炎、精力減退など）の改善にも効果があります。

帯《たい》脈《みゃく》

おへその高さで、わき腹の真ん中あたりにあるツボです。腰痛や冷えの改善に効果がありますが、ここを刺激しながら腎兪や志室を温めると、腎兪・志室のコリがとれます。

こんなにある！
腎臓に効くツボ

背中

背中には「腎兪《じんゆ》」「志室《ししつ》」という、腎臓の疲れに効く重要なツボがあります。基本の腎マッサージで、これらを刺激しましょう。

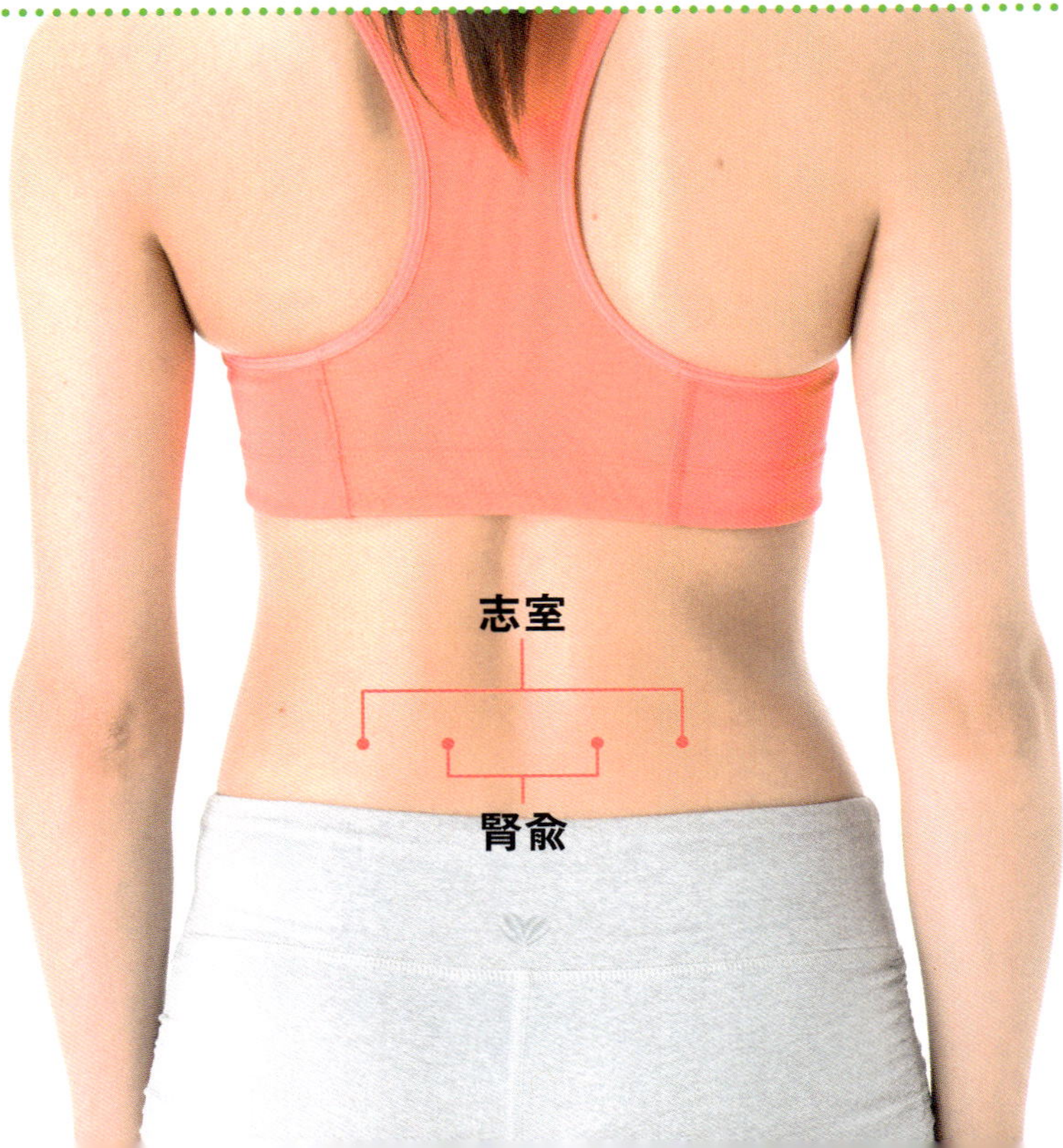

この2つのツボが大切です。ここが痛いのは、疲れのサイン!

志《し》室《しつ》

おへそと同じ高さにあるツボです。背骨から親指の幅約3本分外側にあります。腎臓の疲れに効く重要なツボですが、ほかに生殖器疾患、疲労やだるさ、消化不良などの改善にも効果があります。

腎《じん》兪《ゆ》

おへそと同じ高さにあるツボです。背骨から親指の幅約1.5本分外側にあります。腎臓疾患(むくみ、だるさ、尿量の減少、慢性腎炎など)の改善に効果があり、ほかに膀胱や前立腺の疾患、生殖器疾患、循環器疾患などにも効果があります。

反響続々!!
[腎マッサージ体験者の声]

「昔から**冷えがひどく、むくみや便秘**にも悩まされていました。毎日忙しく、なかなかしっかりと改善に取り組むことができなかったのですが、腎マッサージを試したところ、1分間で身体が温まってびっくり！　冷えが解消され、4日間で**ウエストが2㎝細く**なりました」（30代／女性／会社員）

「**長年の不摂生がたたり、腰痛**に。湿布を貼ったり近所のマッサージ店に行ったりしても、まったく改善されなかったのですが、腎マッサージを続けた結果、すっかり良くなり、**仕事にも集中できる**ようになりました」

（50代／男性／会社員）

「50代半ばを過ぎたころから**疲れやすく**なり、腎マッサージにチャレンジ。最初は痛かった足のマッサージも楽にできるようになり、疲れも徐々に解消。気になっていた**肌のかさつきやしわ、たるみも改善**されました」

（60代／女性／主婦）


「ずっと悩んでいた**ポッコリお腹と重かった生理痛**。ところが、腎マッサージのおかげで、生理が**ずっと楽に！**

また、立ち仕事の疲れも、翌日に持ち越さなくなりました」（20代／女性／ショップ店員）

「このところ、**慢性的な疲労感**がありましたが、腎マッサージを始めてから、毎朝すっきりと目が覚めるように。白髪や目の下のクマも目立たなくなり、**血圧や血糖値も下がり**ました」

（40代／男性／会社員）

もっと疲れがとれる！
足の腎マッサージ

お腹や腰だけでなく、足にも腎に効くツボはたくさんあります。基本の腎マッサージに慣れてきたら、足の腎マッサージにもチャレンジしてみましょう。また、足は血流が滞りやすく、老廃物などがたまりやすい場所です。マッサージを終えたあと、きっと足が軽くなっているのを実感できるはずです。夜寝る前などに、一日頑張ってくれた腎臓と足をいたわってあげましょう。

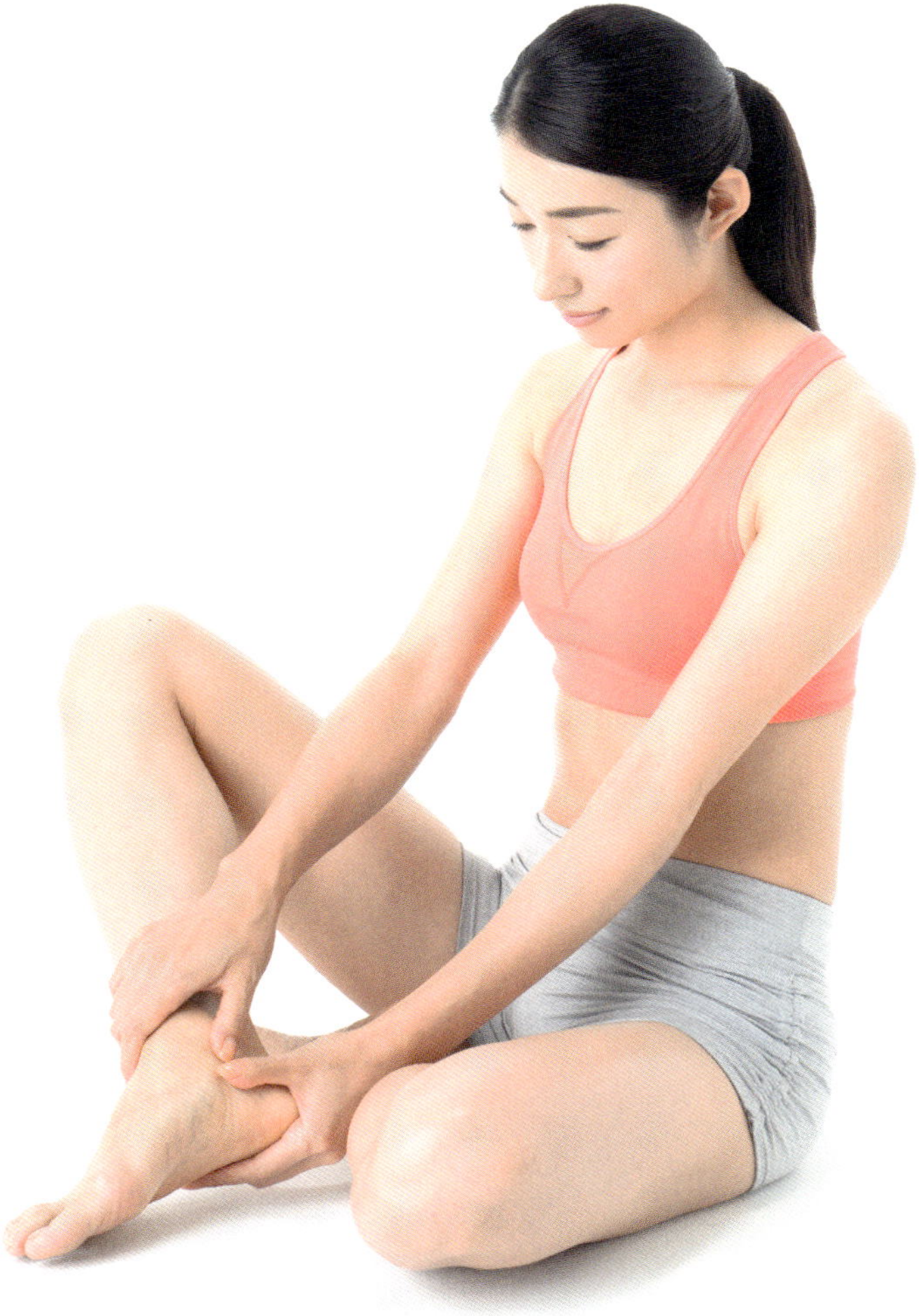

こんなにある！
腎臓に効くツボ

すね…足首

土ふまずのやや上側には「然谷《ねんこく》」、すねから足首にかけては「照海《しょうかい》」「太谿《たいけい》」「大鐘《たいしょう》」「復溜《ふくりゅう》」「築賓《ちくひん》」という、腎臓の疲れに効くツボがあります。足の腎マッサージで、これらを刺激することができます。

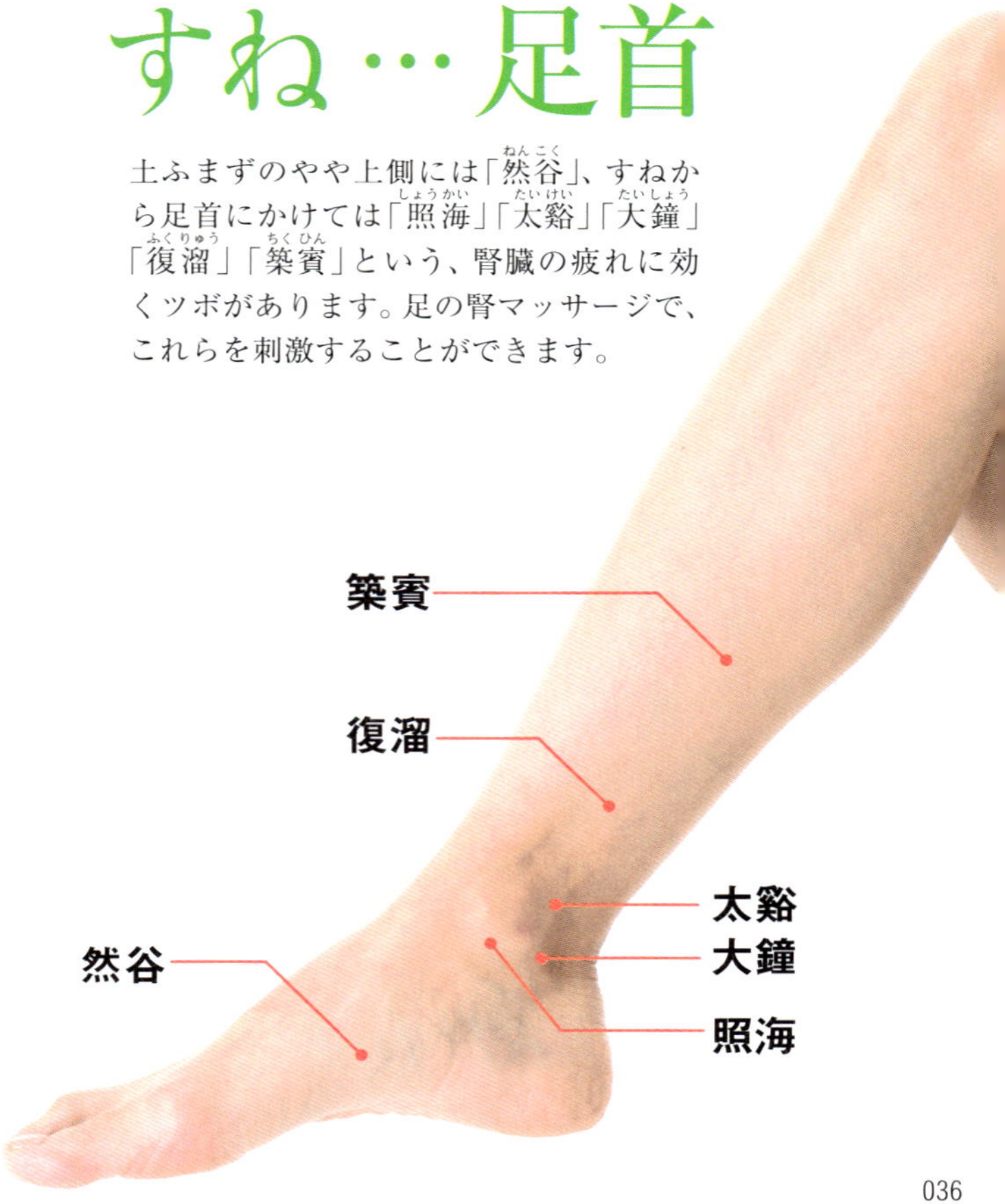

むくみ、冷えに効果的！
全身の血流をアップさせる

然《ねん》谷《こく》
土ふまずのやや上側にあるツボ。内くるぶしと親指の真ん中あたりにあります。精神的な疲労、生理痛にも効果があるといわれています。

照《しょう》海《かい》
内くるぶしの一番高いところから、指１本分下にあるツボです。利尿作用があり、冷えや婦人科疾患（特に生理不順、子宮内膜炎など）にも効果があります。

太《たい》谿《けい》
内くるぶしの一番高いところから、アキレス腱の方に下りたあたりのくぼみにあるツボです。足の冷えやむくみ、疲れの改善に効果があり、また全身の血のめぐりを良くするともいわれています。

大《だい》鐘《しょう》
太谿の、指１本分下にあるツボです。腎臓の慢性疾患のほか、肺や気管支の不調の改善にも効果があります。

復《ふく》溜《りゅう》
太谿から、親指の幅２本分上がったあたりにあるツボです。精力減退（腎虚）、だるさ、むくみの改善、腰痛や耳の病などにも効果があります。

築《ちく》賓《ひん》
復溜からさらに親指の幅３本分、上がったあたりにあるツボです。解毒に効果があり、足のむくみやこむら返りなどが改善されるほか、車酔いにも効果があります。

こんなにある！
腎臓に効くツボ

足の裏

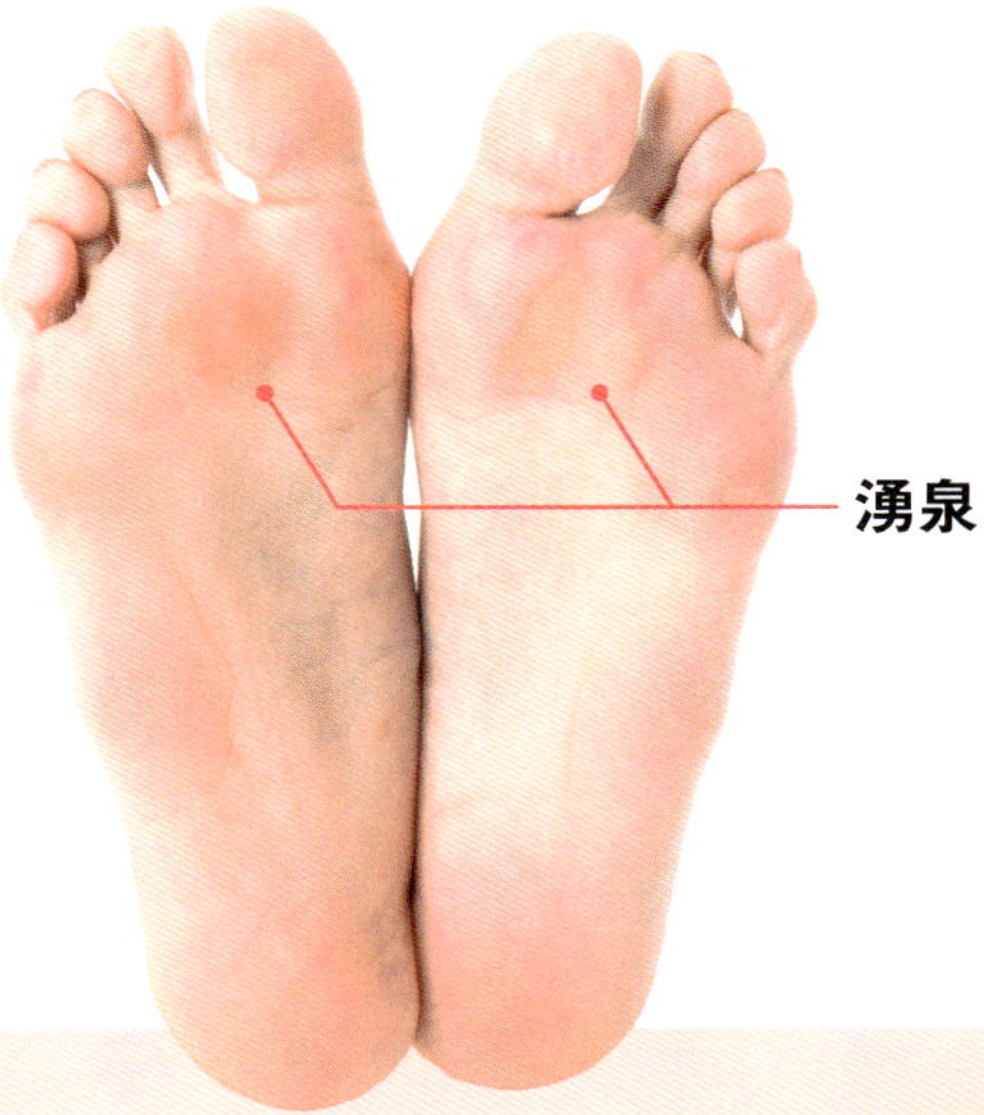

湧泉《ゆうせん》

足の表の中央よりやや上、足の指を曲げたとき、くぼむ場所にあるツボです。「押せば命の泉湧く」といわれる湧泉は、刺激すると元気が湧くといわれており、腎臓疾患や疲労、だるさ、ストレスなどの改善に効果があります。

足の腎マッサージ 1 湧泉《ゆうせん》

ストレス改善に効果的！

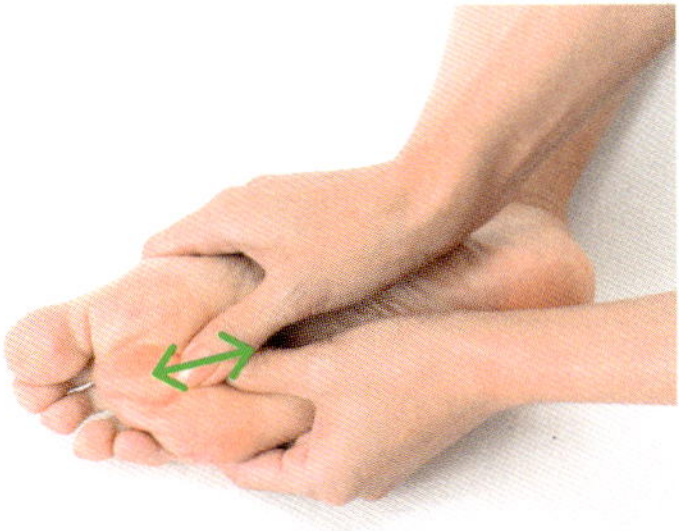

両手の親指を重ね、足の裏の中指から指３本分くらい下のくぼんだところにぐっと押しあてます。そして、手の親指でほじくるようにグリグリとツボを刺激します。10 ～ 20回を目安にしましょう。

足の腎マッサージ 2 然谷《ねんこく》

心の疲れをとるならここ！

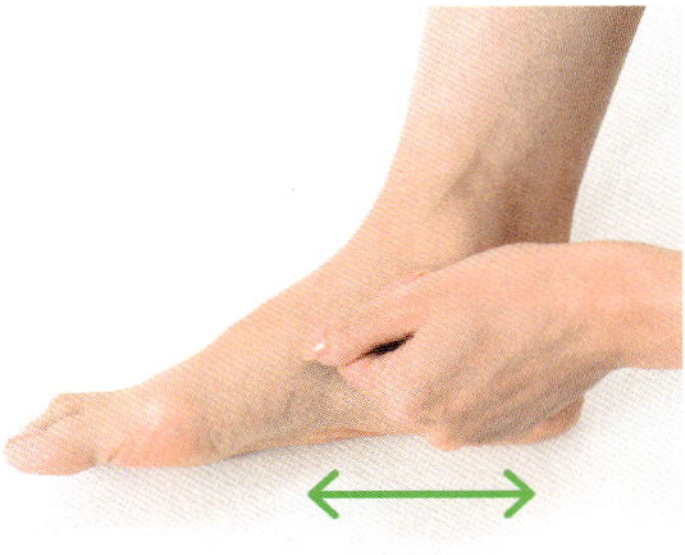

利き手でこぶしをつくり、指の第２関節をツボにぐっと押しあて、手をグリグリと動かします。10～20回を目安にしましょう。

足の腎マッサージ 3 太谿《たいけい》 大鐘《だいしょう》 照海《しょうかい》

足の冷え、むくみ、婦人科疾患などに効果が！

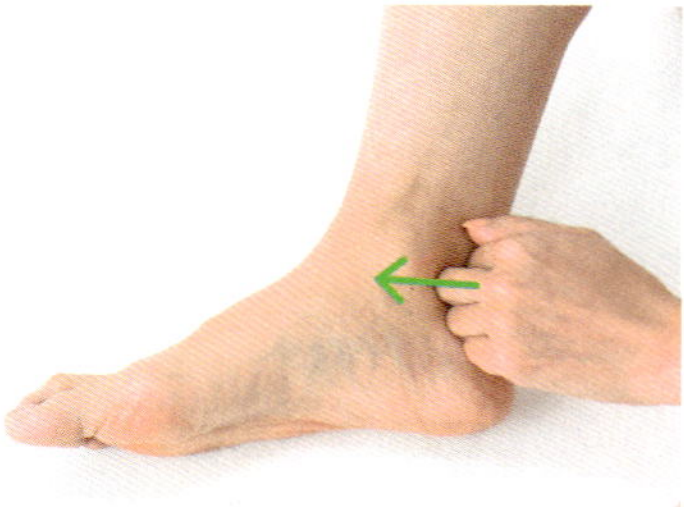

利き手でこぶしをつくり、指の第２関節でぐっと押し、手を内くるぶしに向かってグリグリと動かします。10～20回を目安にしましょう。

足の腎マッサージ 4 復溜《ふくりゅう》

腰痛やだるさ、むくみが改善！

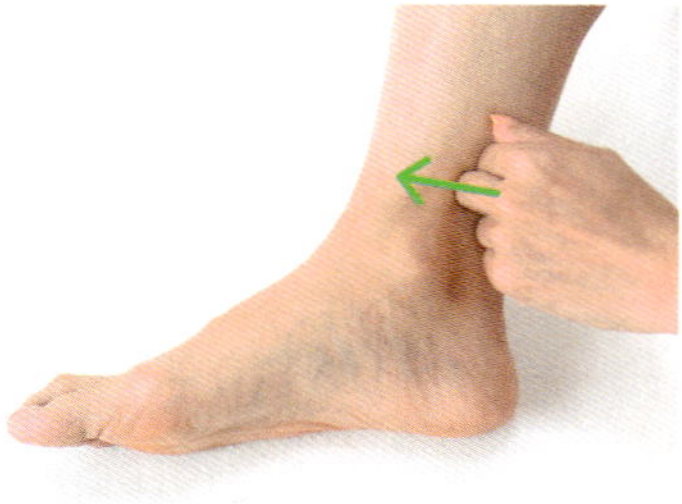

利き手でこぶしをつくり、中指の第２関節でぐっと押しながら10～20回ほど、手を骨に向かってグリグリと動かしてください。体のだるさ、むくんでいる時に！

足の腎マッサージ 5 築賓《ちくひん》

高いデトックス効果が！

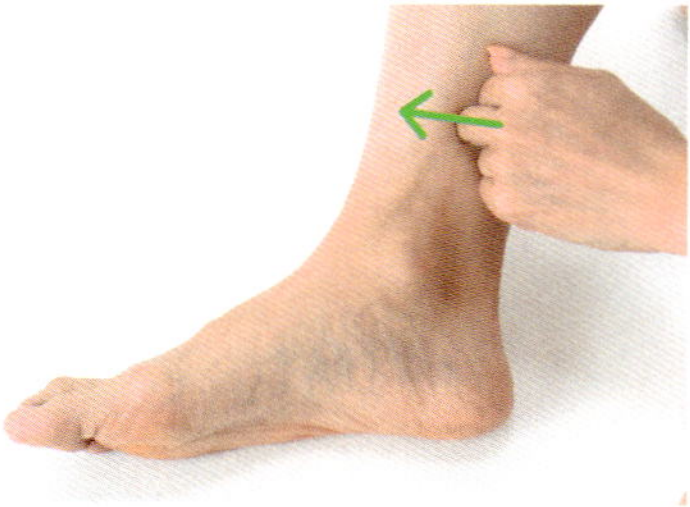

やり方は、これまでのマッサージと同じです。足の腎マッサージ３、４を参考に。足のむくみに効果的！

人にしてあげる腎マッサージ

家族や身近な人などをうつぶせに寝かせて行うマッサージです。腎兪、志室など、背中にある「腎に効くツボ」のコリをほぐしていきます。身体がかたく背中まで手が届かない人は、ぜひ人にやってもらってください。

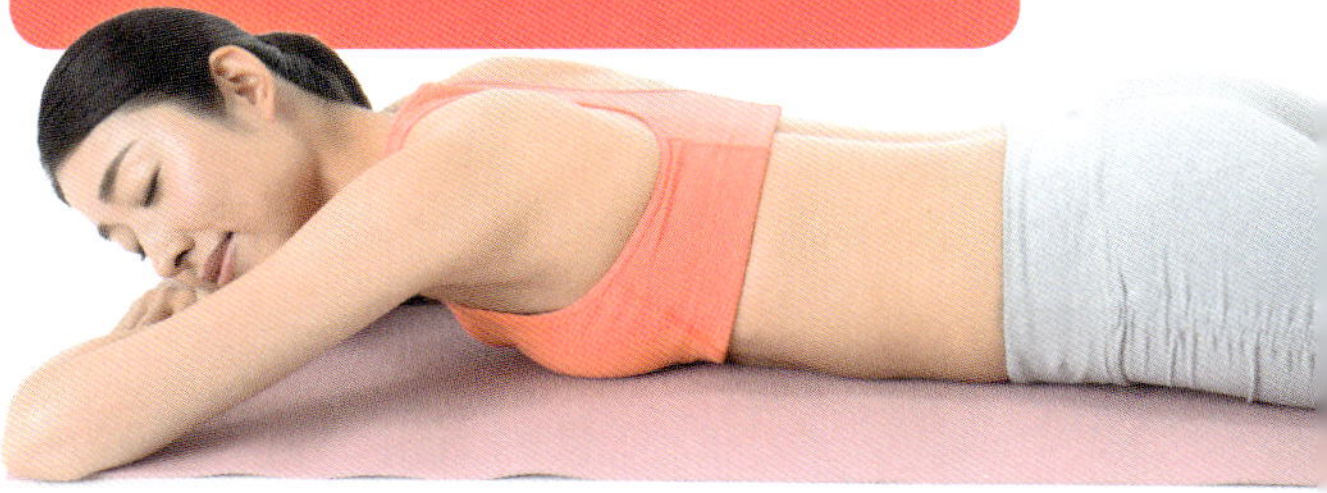

人にしてあげる腎マッサージ 1 腎兪《じんゆ》

疲れたら腎兪を押す！
これだけで疲れ知らずに

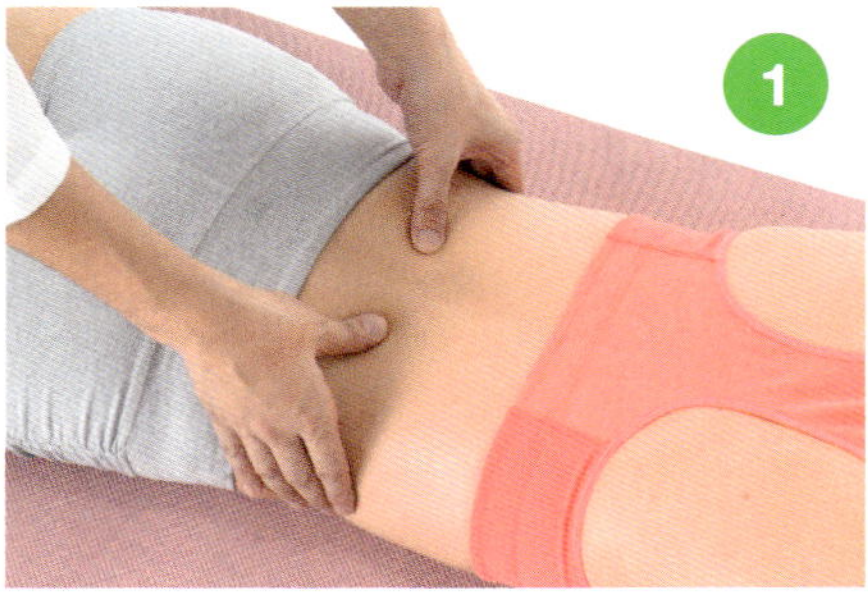

腎兪の場所を探します。腎兪は、おへそと同じ高さで、背骨から親指の幅約1.5本分、外側にあります。

▼

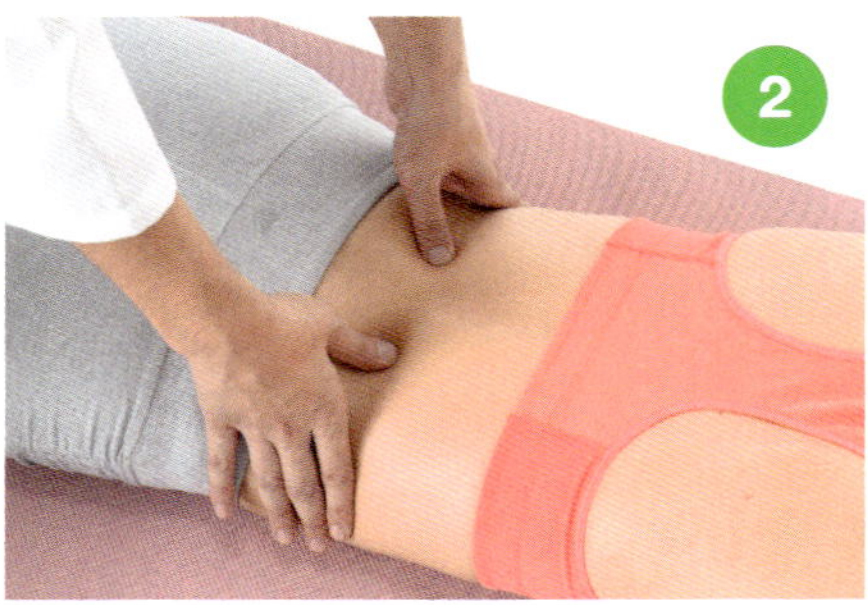

腎兪に、両手の親指をそっと押しあて、そこから指が止まるところまで、じわっと4秒間押し続けます。

▼

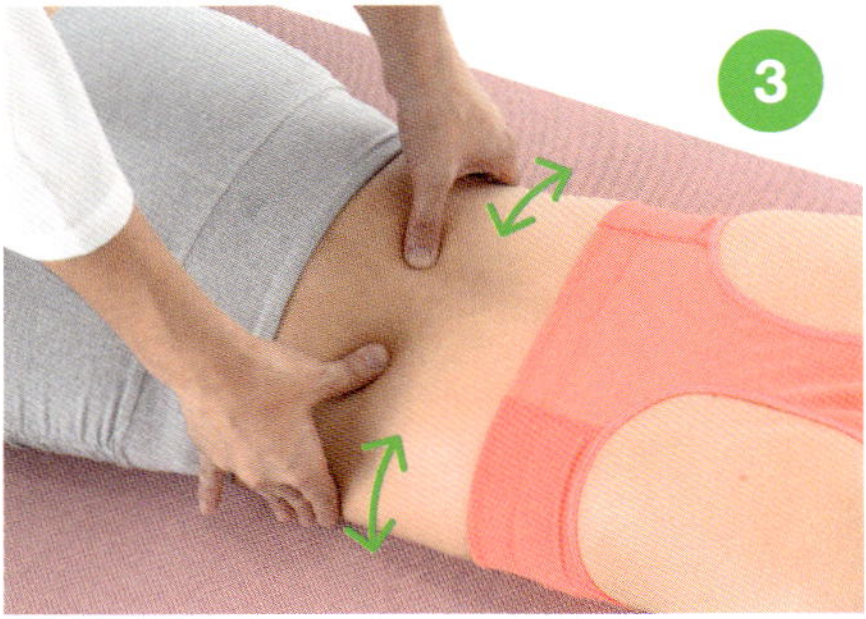

腎兪を両手の親指で押したまま、4秒間左右に揺らします。気持ちがいい程度の強さで！

▼

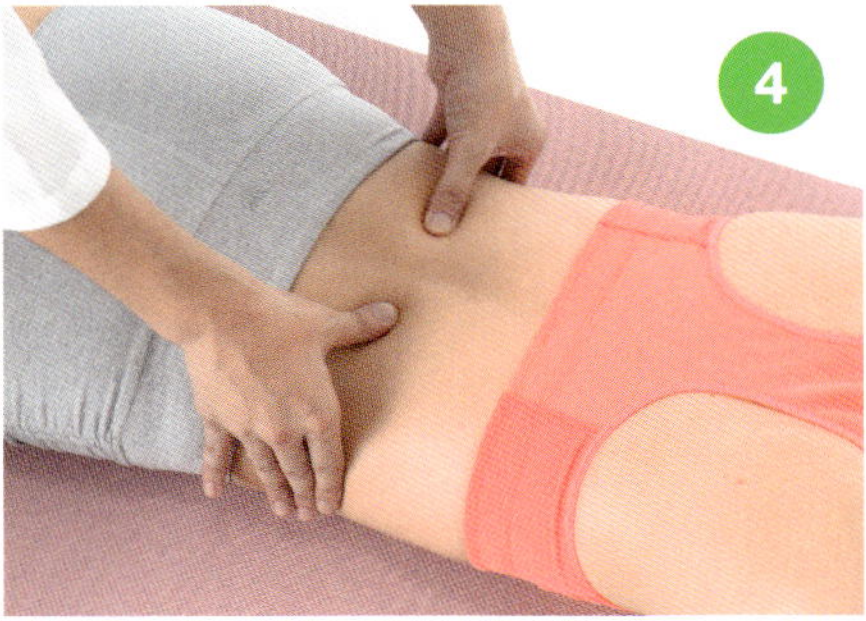

ツボを押して刺激したあと、身体を揺らすことで血行が良くなり、マッサージ効果が高まります。

POINT もしツボの位置がわからない場合は、こぶしでグリグリ押してください。

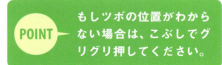

人にしてあげる腎マッサージ 2 志室《ししつ》

消化不良、疲労やだるさが改善！

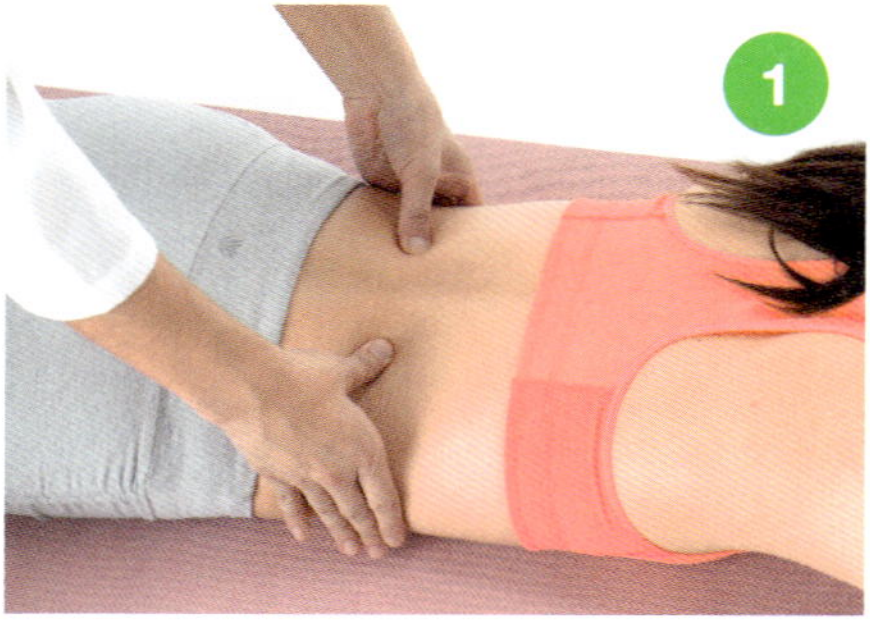

志室の場所を探します。志室は、おへそと同じ高さで、背骨から親指の幅約３本分、外側にあります。

▼

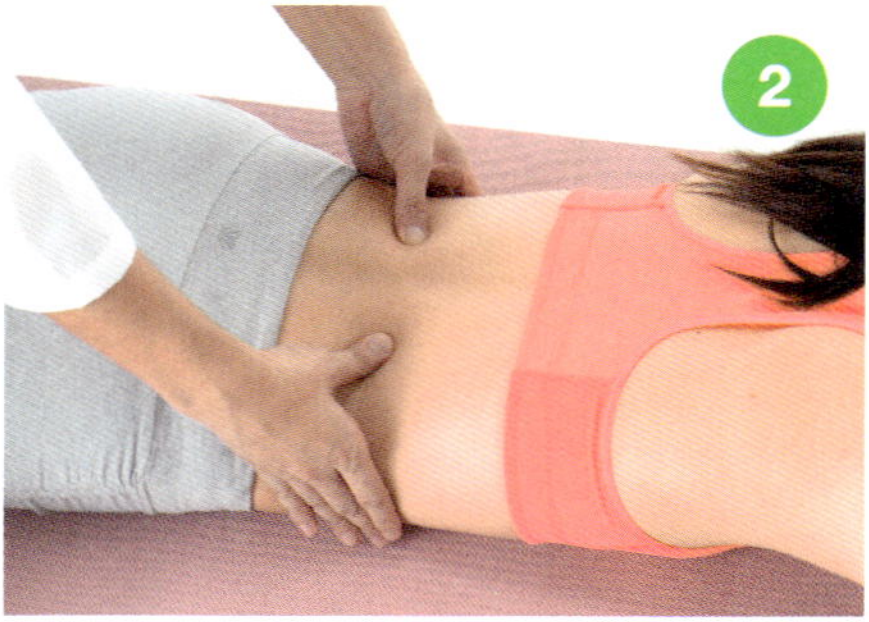

志室に、両手の親指をぐっと押しあて、そのまま４秒間、指が止まるところまで押し続けます。

▼

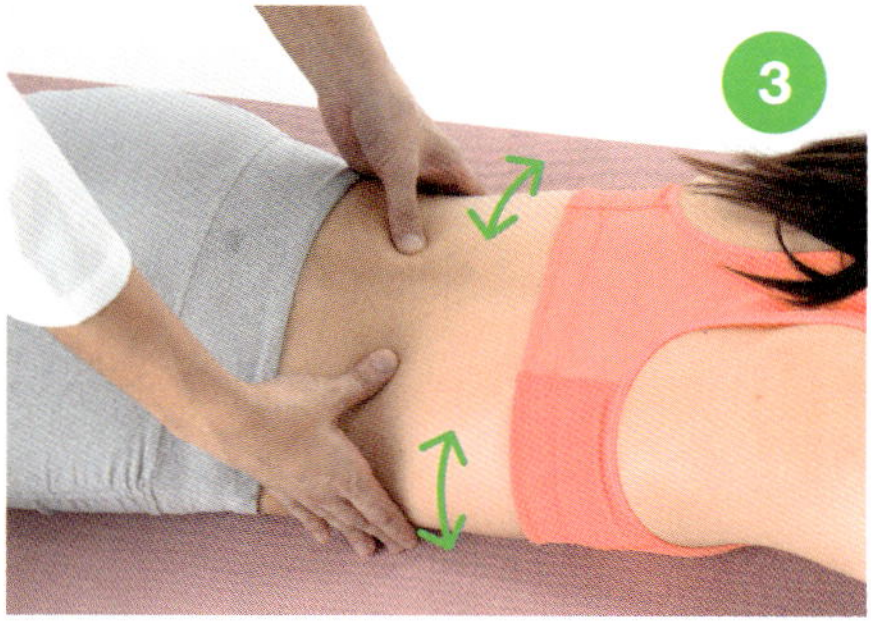

志室を両手の親指でしっかり押さえたまま、4秒間左右に揺らします。

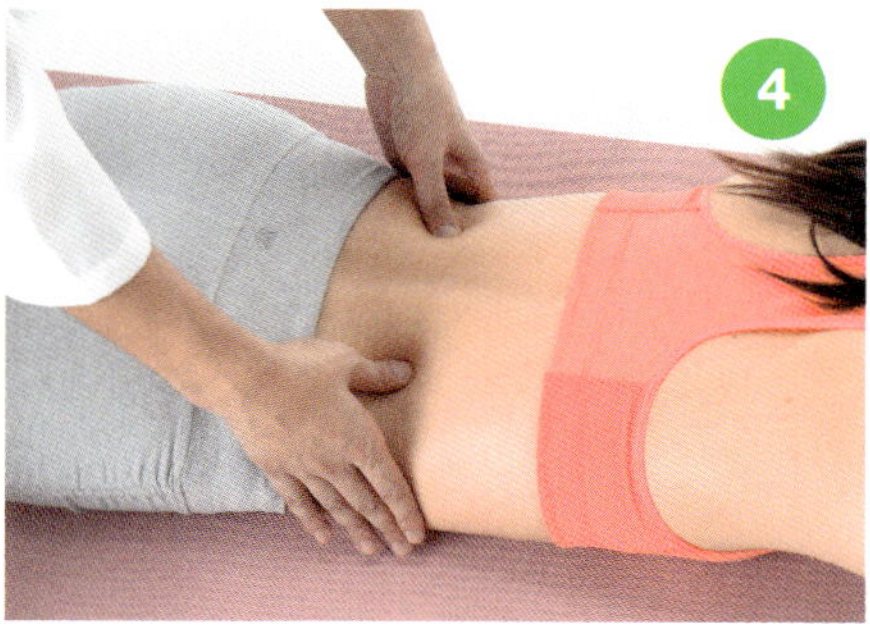

指で筋肉を押したあと、左右に揺らすことで、志室のツボに指が入りやすくなり、マッサージ効果が高まります。

POINT 相手の希望に合わせて、強さを加減しましょう！

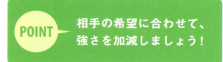

人にしてあげる腎マッサージ 3 帯脈《たいみゃく》

身体が温まれば、
ツボ押しの効果が高まる！

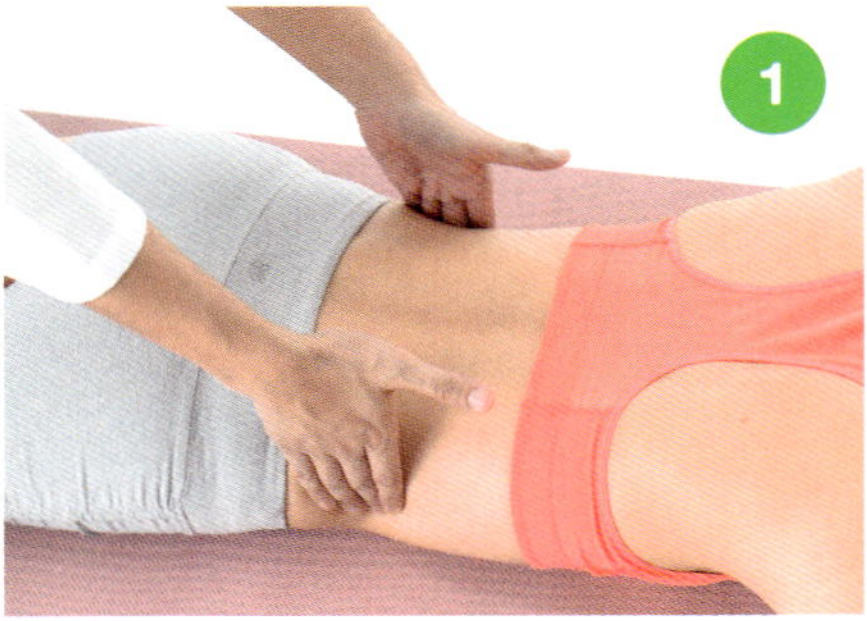

帯脈の場所を探します。帯脈は、わき腹の真ん中、おへそと同じ高さにあります。

▼

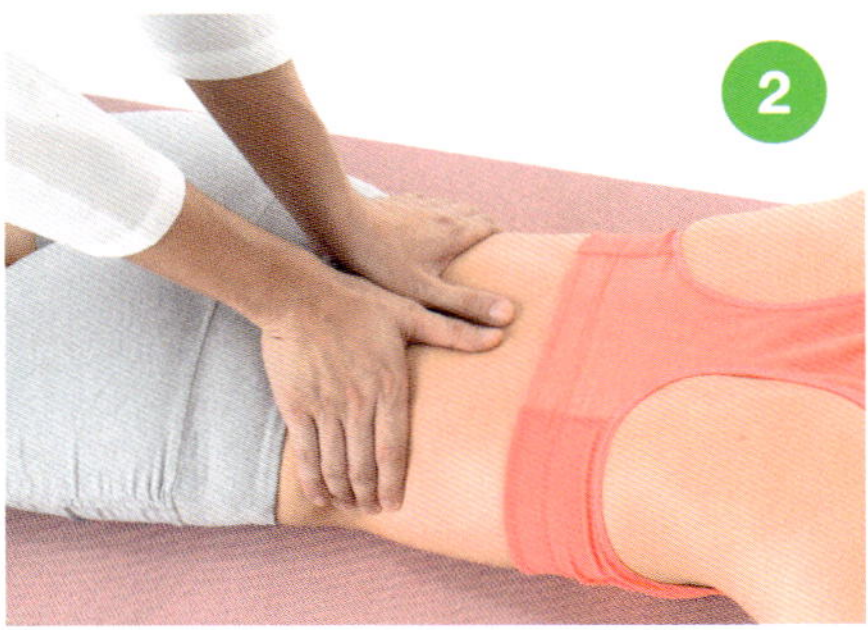

帯脈に、両手の中指をぐっと押しあて、止まるところまで押したら、指をキープします。そのまま、手のひらを腰にあてます。

▼

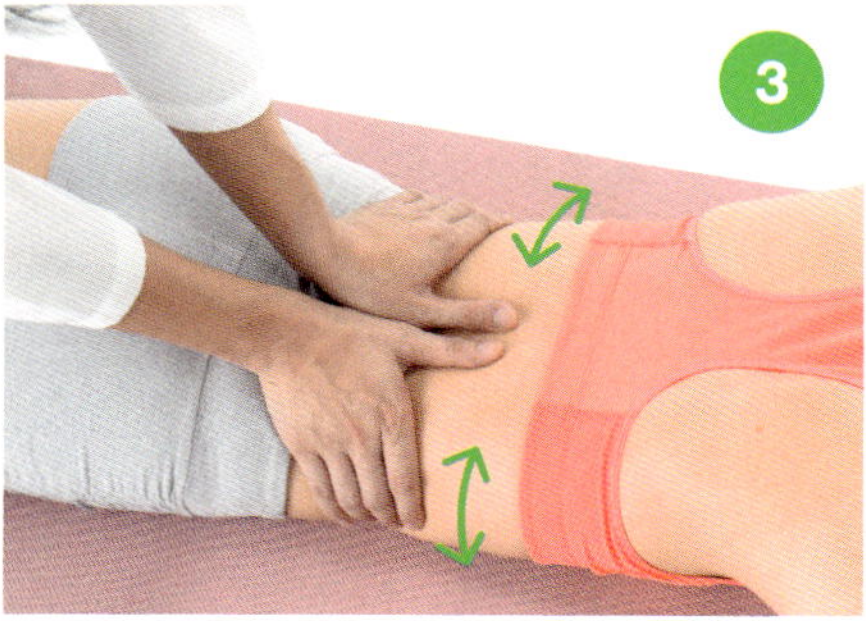

帯脈を両手の中指で押したまま、手のひらで腰を温めてあげるイメージでしっかり押さえ、8秒間左右に揺らします。

▼

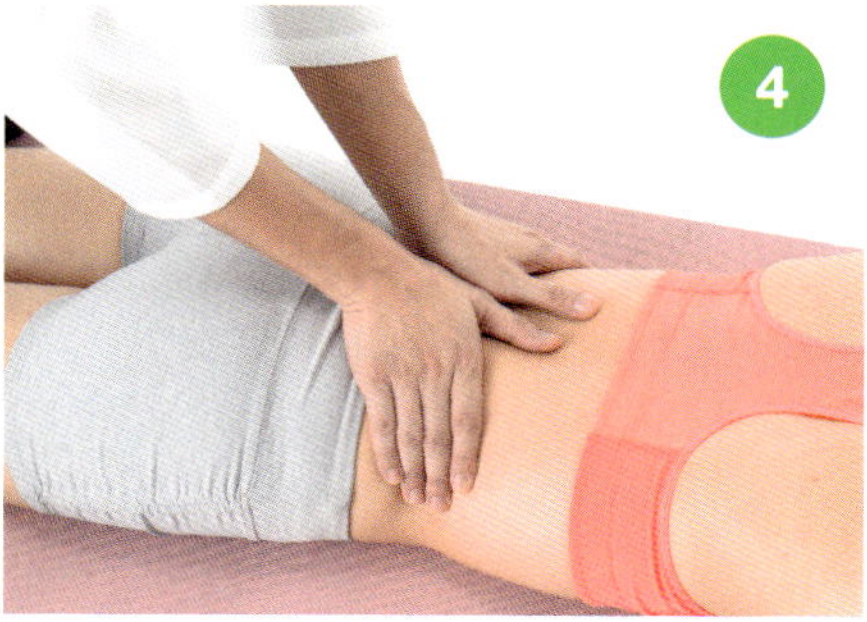

ツボを刺激しながら、腰を温め、身体を揺らすことで、さらに血行が良くなり、マッサージ効果が高まります。

POINT 帯脈から指が離れると、効果が半減してしまうので、要注意！

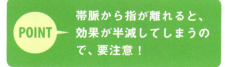

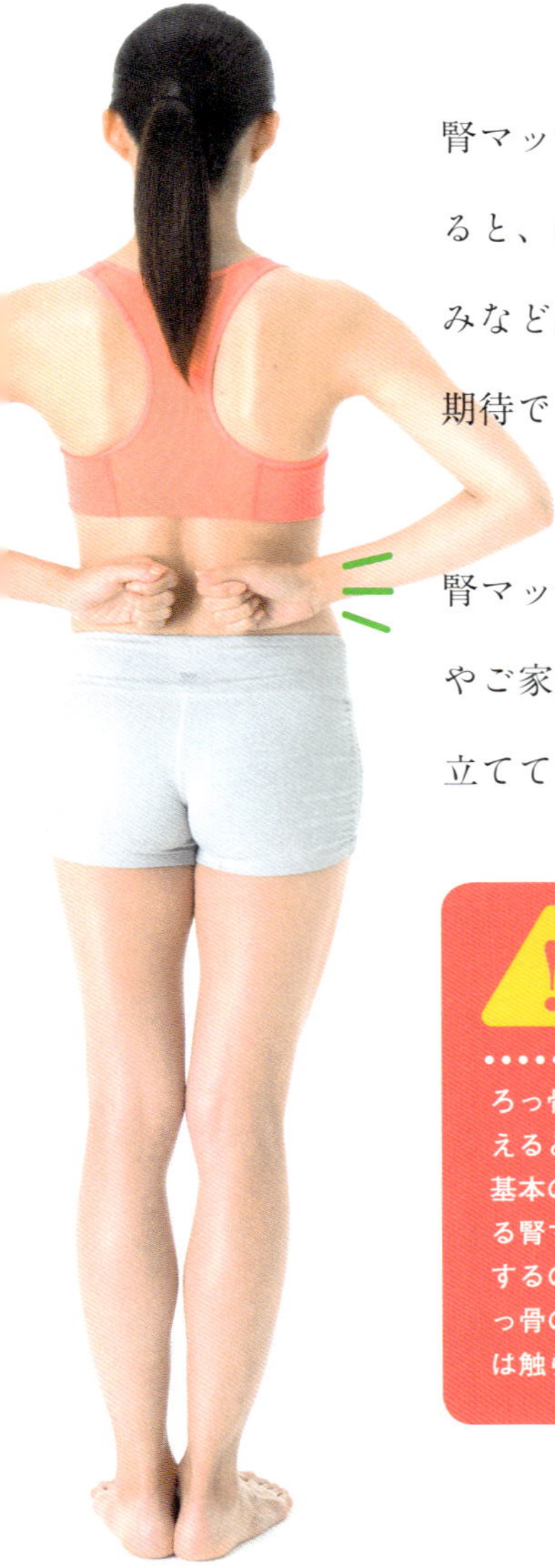

腎マッサージで腎臓の疲れがとれると、疲労やだるさ、冷え、むくみなどが解消され、若返り効果が期待できます。

腎マッサージを、ぜひ、みなさんやご家族の日々の健康づくりに役立ててください。

これだけは気をつけて!
腎マッサージの注意点

ろっ骨は折れやすいため、強い力を加えると危険です。
基本の腎マッサージや、人にしてあげる腎マッサージを行う際、マッサージするのは、おへその下のラインからろっ骨の下のラインまでとし、ろっ骨には触らないようにしましょう。

PART 2

疲れの原因を、
腎マッサージで防ぐ

ストレスゼロ！気軽に始められて、すぐに疲れがとれる腎マッサージ

腎マッサージで、身体の疲れがとれる理由

「最近、疲れやすい」「だるくて、やる気が起きない」という人は、ぜひ腎マッサージを試してみてください。（こちらでマッサージの動画をご覧いただけます。http://www.ascom-inc.jp/jin/）

腎のツボをマッサージすると、腎臓の疲れが解消されます。

腎臓の疲れがとれ、きちんと働いてくれれば、血液の中の、身体にとって必要なものは再吸収され、**老廃物やいらないものは尿として排出**されます。

その結果、血液がサラサラになって血流が良くなり、活動に必要な酸素や栄養が全身にいきわたるようになって、疲れにくくなります。

血液がきれいになれば、免疫力がアップし、病気の予防にもなるでしょう。

また、腎臓の調子が良くなれば、体内の水分量や電解質《でんかいしつ》のバランスが改善され、造《ぞう》血《けつ》ホルモンもきちんと分泌されて、むくみや貧血なども解消されます。

さらに、腎マッサージは、副腎皮質《ふくじんひしつ》ホルモンやアドレナリンなど、重要なホルモンを分泌している副腎も一緒に刺激できるので、自律《じりつ》神経の調整やアンチエイジングにも効果的です。

腎マッサージなら、誰でも飽きずに続けられる

腎マッサージをすると、たった1分で、身体がポカポカしてくるのが感じられます。

さらに一晩眠ったら、疲れがとれているのがわかるはずです。

マッサージを毎日続ければ、よりさまざまな効果があらわれます。

実際、モニターの方に腎マッサージを約1週間実践していただき、その前後に、d

・ＲＯＭｓテストによって、疲れと大きく関連する酸化ストレス度を測定したところ、

・30代女性　５９３Ｕ．ＣＡＲＲ➡５１９Ｕ．ＣＡＲＲ
・40代男性　２９８Ｕ．ＣＡＲＲ➡２８２Ｕ．ＣＡＲＲ
・60代男性　２９７Ｕ．ＣＡＲＲ➡２８５Ｕ．ＣＡＲＲ

といった具合に、酸化ストレスの低下がみられました。

私のところに施術《せじゅつ》に来られたお客さまからも、

「腎マッサージを始めてから、疲れがたまらなくなった」

といった感想を、たくさんいただいています。

[d-ROMテスト(酸化ストレス度測定)評価範囲]

正常 (ただし200以下の場合は医師の判断による)	250〜300 U.CARR
ボーダーライン	301〜320 U.CARR
軽度の酸化ストレス	321〜340 U.CARR
中程度の酸化ストレス	341〜400 U.CARR
強度の酸化ストレス	401〜500 U.CARR
かなり強度な酸化ストレス	501 U.CARR 以上

酸化ストレス度測定(d-ROMsテスト)は、体内のROOH(ピドロペルオキシド。活性酸素やフリーラジカルによって酸化反応を受けた脂質、タンパク質、アミノ酸などの総称)の濃度を測定するものです。

体内に取りこまれた酸素が細胞に運ばれ、脂肪などを燃やしてエネルギーを発生させると、その際に消費された酸素の一部は、活性酸素やフリーラジカルになります。これらは、空気中の酸素の数十倍の酸化力を持っており、細胞を傷つけ、疲労や老化を促進したり、免疫力を低下させ、さまざまな病気をもたらしたりします。

活性酸素やフリーラジカルは、生活習慣や食生活の乱れ、過剰な紫外線、そしてストレスなどが引き金になって過剰につくられるため、ROOHの濃度を測定することで、体内の酸化の度合いを知ることができます。

1回あたり、たった1分で、知識や道具はいりません。

朝起きてすぐ、家事や仕事の合間、夜眠る前など、いつでも気楽にできて、痛い、面倒くさいといったストレスもない。

でも、身体の疲れがとれ、元気になることはすぐに実感できる。

だから、あきっぽい人でも、続けることができるはずです。

疲れている人は、「腎のツボ」にしこりがある

「腎」には生命力がたくわえられている

私が腎臓の大切さをあらためて認識したのは、数年前のことです。

私の治療院には、さまざまな身体のトラブルを抱えたお客さまがいらっしゃいます。なかでも特に多いのが、「疲れがたまっている」「いろいろな健康法を試しても、なかなか疲れがとれない」というお客さまです。

こうした相談を受け、私は「疲れを解消する、簡単で即効性《そっこうせい》があり、かつ効果の高い方法はないだろうか」と、さまざまな方法を模索《もさく》していました。

そんななか、「疲れている」というお客さまは必ず、あるツボがこっていることに気づいたのです。

そのツボは、腰にある「志室」。
志室は、背骨から親指3本分ほど外側にある腎に効くツボです。

東洋医学では、腎臓と、腎臓の上にある副腎をまとめて「腎」とよび、

「人間が生まれつき持っている生命力や、食べものや呼吸から得たエネルギーは、すべて腎にたくわえられる」
「腎は、解毒の要《かなめ》であると同時に、生命力の源《みなもと》でもある」
「腎は体内の水分をコントロールすると同時に、発育や成長、生殖《せいしょく》、免疫《めんえき》系などをつかさどっている」

と考えられています。

腎がしっかりしていて生命力が十分にある人は、心身ともに活力があり、若々しく、

元気。

逆に、腎が弱く生命力が不足していると、疲れや老化、生殖機能の低下など、さまざまな不調がもたらされる、というわけです。

「腎のツボ」をほぐせば疲れがとれる！

さて、東洋医学では、身体には「気《き》」というエネルギーがめぐっていると考えられており、その通り道を「経絡《けいらく》」とよんでいます。

そして、経絡の途中にある、気の集まりやすい重要ポイントが「経穴《けいけつ》」、いわゆる「ツボ」です。

ツボは無数にあり、それぞれに心臓、肺、胃、腸など、身体のいずれかの部位《ぶい》をつかさどっています。

もし身体の部位が何らかのダメージを受けたり、調子が悪くなったりすれば、気の流れが乱れ、その部位をつかさどるツボにも何らかの変化があらわれます。

長年の経験から、腎の大切さを知っていた私は、「もしかしたら、疲れの原因は、腎の疲れにあるのかもしれない」と考え、志室にしこりのあるお客さまについては、そこを特に念入りにマッサージするよう心がけました。

すると、「それまでの疲れがウソのようにとれた」といったご感想をいただくようになったのです。

それどころか、何度か施術をしたお客さまの中には、

「目の下のクマがとれた」
「白髪が減った」

という方もいらっしゃいました。

そうした声が増えるにつれ、私は、

「腎臓の疲れがとれれば、身体の疲れもとれる」

「腎臓が若返れば、身体も若返る」

と確信するようになったのです。

腎臓が、あなたの血液を
サラサラにしてくれている

腎臓は、地味で目立たない働き者

それではここで、腎臓の働きについて、もう少し詳しく見てみましょう。

腎臓は、横隔膜《おうかくまく》の真下あたりにある、ソラマメのような形をした左右一対の臓器《ぞうき》です。

どちらかといえば、お腹よりも背中に近く、少し奥まったところにあるので、心臓や胃、腸などに比べて、存在を意識しづらいかもしれません。

それぞれ、こぶしより少し大きいくらいで、重さはたったの130グラム。

でも、そんな小さくて軽い腎臓が、実は大変な働き者なのです。

生きている限り、人の体内では常に「代謝」が起こっています。

呼吸をしたり、食べものを消化したり、細胞が次々に生まれ変わったり……。
そして、代謝の結果として、必ず、

二酸化炭素やアンモニア
消化しきれなかった食べもののカス
とりすぎた水分や栄養素
古くなった細胞や、腸内細菌《ちょうないさいきん》の死骸《しがい》

など、さまざまな「老廃物」や「いらないもの」が発生します。

通常、これらは血液やリンパ液、消化器官によって肺、肝臓、腎臓、腸などに運ばれ、呼気《こき》、尿や便、汗などとともに体外に排出されます。
その中で、最も多くの老廃物の排出を行っているのが腎臓です。

腎臓の最も大きな仕事は、「老廃物が混じった血液をろ過し、いるものといらないものを分け、身体にとっていらないものだけを尿にして、外に出す」というものです。その仕事を通して、**腎臓は、血液をきれいにしてくれている**のです。

水分量や電解質のバランスの調整も、腎臓の仕事

腎臓は、「糸球体《しきゅうたい》」「尿細管《にょうさいかん》」をはじめ、数多くの細胞・器官から成り立っています。その構造はとても複雑で、脳の次に精密にできているともいわれています。

糸球体は、毛細《もうさい》血管が糸のようにからみ合った、直径0・2ミリ程度のかたまりで、左右の腎臓合わせて200万個ほどあります。

腎臓に入ってきた、老廃物が混じった血液は、まず糸球体に流れ込みます。

糸球体はその血液をろ過し、尿のもととなる「原尿《げんにょう》」をつくります。

このとき、赤血球やタンパク質などは取り除かれて、血液や身体の細胞に戻され、ミネラル、アミノ酸、尿素《にょうそ》、水分などが原尿となります。

ちなみに腎臓は、左右合わせて、なんと1日にドラム缶1本分もの原尿をつくっているそうです。

しかし、原尿のうち、尿になるのはたったの1％。

なぜなら、尿細管が、その時々の身体の状況に合わせて、必要なミネラル、アミノ酸、ブドウ糖や、再利用できる窒素《ちっそ》や硫黄《いおう》、リン、そして水分などを選んで再吸収するからです。

こうした一連の流れを通して、腎臓は、

・体内の水分量を調節する。

・電解質（ナトリウム、カリウムなど）のバランスを調節する。

といった役割も果たしています。

いかがでしょう。
腎臓がどれほど働き者か、おわかりいただけたでしょうか。

腎臓の疲れが、
身体の疲れを引き起こす

体内にたまった「酸」が、疲れの原因

腎臓が、「体内のいらないものを、尿として排出する」ことによって調整しているものは、ほかにもあります。

それは「血液中の酸性・アルカリ性のバランス」です。

体内の細胞が活動すると、「酸」が発生します。

酸もやはり、呼吸や尿によって排出されており、そのおかげで、血液はほぼ中性に近い弱アルカリ性（ｐＨ７・４）に保たれています。

しかし、腎臓が疲れたり病気になったりして機能が衰えると、酸がきちんと排出されなくなります。

そして、それが「疲れ」の大きな原因となります。

酸には毒性があり、血液のｐＨが０・１でも酸性に傾くと、意識が低下し、死に至ることもあるといわれています。

そんな酸が体内にたまると、疲労感が強くなり、吐き気を覚えることもあります。

また、血液は酸化すると、ドロドロになります。

血液には、各細胞が活動するために必要な酸素や栄養などを運んだり、体内の異物《いぶつ》やウイルスと闘う免疫細胞を運んだりする役割があります。

しかしドロドロ血液は流れにくく、身体のすみずみまで入りこむことができません。

血液がドロドロになると、疲れやだるさを感じたり、身体の末端が冷えたり、免疫力が下がったりするのは、そのせいです。

血液を全身に送り出すポンプの役割をしている心臓にとっても、ドロドロ血液は大敵です。

ドロドロ血液を送り出すにはパワーが必要なため、心臓に負担がかかります。

さらに、血圧が高くなるため、動脈の血管にも負担がかかります。

心臓や血管に負担がかかり続ければ、心臓が弱ったり、心筋や血管が硬《かた》くなって柔軟性を失ったりします。

身体を動かすと、血液の流れが激しくなり、心臓の働きが活発化しますが、弱った心臓・血管では、きちんと対応できません。

そのため、ちょっとした運動でも疲れてしまうのです。

ドロドロ血液だけじゃない！腎臓の疲れが身体の疲れを招く原因

それだけではありません。

腎臓の機能が低下し、糸球体でのろ過がうまくいかなくなると、身体に必要なタンパク質やミネラルなども排出されてしまいます。

そうなると、疲れたり、肌の調子が悪くなったり、身体のあちこちにさまざまな症状があらわれるようになります。

ほかにも腎臓には、

- 血圧を上げたり下げたりする「昇圧《しょうあつ》・降圧《こうあつ》ホルモン」をつくる。
- 赤血球を増やす「造血ホルモン」をつくる。
- カルシウムの吸収や骨への沈着《ちんちゃく》を促《うなが》す「活性型《かっせいがた》ビタミンD」をつくる。

などの働きがありますが、これらも「身体の疲れ」と密接に関わっています。

血圧の調節がうまくいかなければ、高血圧状態が続いて血管に負担がかかりますし、造血ホルモンがきちんと分泌されなければ、赤血球の生産が滞《とどこお》り、いわゆる「貧血」

状態になります。

身体の活動に必要な酸素や栄養を運ぶ赤血球が減るため、やはり疲れやすくなるのです。

さらに、活性型ビタミンDが減ると、身体はカルシウム不足に陥《おちい》り、骨がもろくなってしまいます。

ドロドロ血液、貧血、タンパク質不足やカルシウム不足……。

腎臓の疲れは、このようにさまざまな形で、「身体の疲れ」を引き起こしてしまうわけです。

さあ、「腎活」を始めよう!

生活習慣の乱れが、腎臓を弱らせる

腎臓はいったい、どのような原因で疲れたり弱ったりするのでしょう。

まず、腎炎《じんえん》や腎硬化症《じんこうかしょう》、腎臓がんなどの病気にかかると、腎臓の機能は衰えます。

腎臓は「沈黙の臓器」とよばれており、病気になっても、最初のうちは症状が出にくかったり軽かったりするため見過ごされがちで、自覚症状があらわれたときには、症状がかなり進んでいることも少なくありません。

腎臓が病気になったときにあらわれる症状としては、疲労感やだるさを覚える、血尿やタンパク尿が出る、顔や足がむくむ、食欲がない、吐き気がする、血圧が上がる、などが挙げられます。

ふだんの生活の中で、こうした体調や尿の異変を感じた場合には、早めに検査を受けるようにしましょう。


しかし、病気以外にも、腎臓を疲れさせる原因はたくさんあります。

たとえば、**「冷え」**。

東洋医学では**「腎は冷えに弱い」**といわれていますが、身体が冷えると、腎臓の中の毛細血管が収縮し、血流が悪くなって、老廃物の運搬や排出がうまくいかなくなるのです。


食生活の乱れも、腎臓を疲れさせる大きな原因です。

腎臓は、血液中の余分な塩分（ナトリウム）を排出しているのですが、塩分をとりすぎると、腎臓はふだん以上に働かなければならなくなり、弱ってしまいます。

もちろん、食べすぎや水分のとりすぎも、腎臓を疲れさせます。

さらに、睡眠不足や運動のしすぎ、ストレスなども、腎臓に大いに負担をかけ、弱らせます。

「腎活」の基本は、1回1分の腎マッサージ

最近、「腸活」という言葉を、よく耳にします。

これは、食事や運動などによって腸の働きを改善し、身体全体のコンディションを良くしていこうというものです。


たしかに、腸はとても大事です。

腸の環境を整えることで、便に関するトラブルが解消され、血流や肌の調子が良くなり、免疫力がアップし、疲れやだるさがとれるというのは、よくわかります。

でも、それ以上に大事なのが「腎臓」です。

これまでお話ししてきたように、**腎臓は地味ながらも大きな役割**を果たしており、腎臓が疲れたりトラブルを抱えたりしていると、人は健康には生きられないからです。

腎臓が元気になり、血液がきれいになることで、腸を含め、ほかの臓器の調子が良くなることもあるでしょう。


そのため、**私は「腎活」をおすすめ**します。

腎活は、実にシンプル。

基本は、1回あたり1分の腎マッサージを、気が向いたときにするだけです。

もちろん、できるだけ腎臓に負担をかけないよう、生活習慣を整えることも大事ですが、腎マッサージで疲れをとってあげるだけでも、腎臓の働きは大きく変わります。


みなさんもぜひ、今日から、腎活を始めてみてください！

副腎の疲れも、身体の疲れに関係している

なお、腎マッサージで腎のツボを刺激すると、副腎の働きも整えられます。
そこで、**副腎がどういうものなのか、簡単にお話ししておこう**と思います。

副腎は、左右の腎臓のすぐ上にある三角形の小さな臓器で、皮質（外側）と髄質《ずいしつ》（内側）の二層構造になっており、人が生命を維持するうえできわめて重要な物質をつくっています。

副腎皮質ではアルドステロン、コルチゾール、デヒドロエピアンドロステロン（DHEA）など、コレステロールを原料としたステロイドホルモンがつくられています。

アルドステロンは水分、ナトリウム、カリウムのバランスを保つ働きをしており、

コルチゾールはストレスから身体を守ったり、血圧を正常に保ったり、糖利用を調節したりしています。

DHEAは男性ホルモンの一種ですが、体内で50種類ものホルモンに変換されるため、**「マザー・ホルモン」**とよばれています。

またDHEAは「若返りホルモン」ともよばれ、抗酸化《こうさんか》作用があり、代謝を高める、免疫細胞であるリンパ球を活性化するなどの働きがありますが、分泌量は加齢とともに減少します。

一方、髄質では、アドレナリン、ノルアドレナリンがつくられています。

これらは不安や恐怖、怒り、危機などを感じたとき、やはり身体をストレスから守るため、心拍数《しんぱくすう》や血圧を上昇させたり、血液中のブドウ糖を増やしたり、緊張感や集中力、やる気などを高めたりしようとします。

コルチゾール、アドレナリン、ノルアドレナリンは、身体がストレスを受けたときにつくられますが、これらが過剰に分泌されると、脳が興奮して眠れなくなったり、コルチゾールが、エネルギー代謝を調節する甲状腺ホルモンの働きを阻害したりするため、疲れがとれなくなります。

しかし、ストレス状態が長く続くと、副腎は働きすぎて疲れてしまい、今度はアドレナリン、ノルアドレナリン、コルチゾールの分泌量が大幅に減少。

その結果、「朝、なかなか起きられない」「血圧や血糖値が低いため、身体がだるく、力が出ない」「やる気が起きない」「ウイルスやアレルギーへの抵抗力が低下する」など、さまざまな症状があらわれます。

このように、副腎のバランスの乱れは、やはり身体の疲れを引き起こします。

腎マッサージによって、腎臓だけでなく、副腎の働きを整えることも、身体の疲れをとるうえで、**非常に大事**だといえるでしょう。

PART 3

腎マッサージで
疲れがとれた!
体験談

40代／男性／会社員

全身の疲れがとれ、血圧や血糖値が下がった！

最近、疲れがとれにくくなったな……と感じます。

昔は徹夜で仕事をしたり遊んだりしても、少し眠れば回復したのですが、今は一晩徹夜してしまうと、3～4日は引きずってしまいます。

休日は、仕事の付き合いや家族サービスの予定がないときは、ゆっくり過ごすようにしているのですが、たまった疲れがなかなかとれず、月曜日からすでに疲れ気味。

40代は働きざかりだといわれますが、それも体力があってこそ。

疲れがとれず、肝心なときに踏ん張りがきかないのは困りものです。

最近、急激に白髪も増えてきました。

寺林治療院には、以前から時々お世話になっていましたが、施術を受けてしばらくは調子が良くても、時間がたつと、やはり疲れがたまってしまいます。

そこで「自分でも簡単にできるマッサージってありませんか？」と訊いたところ、先生が教えてくださったのが、腎マッサージでした。


それ以来、毎日マッサージをするようになり、3か月ほどたちましたが、おかげさまで、**毎朝すっきりと目が覚める**ようになりました。

とにかく、いつでも楽にできるのがいいですね。

また、白髪と、目の下にずっと居座っていたクマも目立たなくなり、妻からは最近、「顔がスッキリした」と言われます。

先日の健康診断では、今まで**高めだった血圧や血糖値が下がって**いました。

調子に乗って無理をしすぎないよう気をつけつつ、腎マッサージをこれからも続けるつもりです。

30代／女性／会社員

腎マッサージで冷えが改善。ウエストも細くなった！

昔から冷えがひどく、ずっと悩んでいました。

夏は職場の冷房がつらくてたまらず、冬は冬で、人一倍厚着をしています。

手足が冷えて夜はなかなか眠りにつけず、それでも朝は夫や子どもの食事をつくるために早起きしなければいけないので、**慢性的な睡眠不足**。

そのせいで、ますます身体が冷える、という悪循環《あくじゅんかん》……。

また、冷えからくるむくみや便秘にも悩まされていました。

本当は冷えを解消するために、食事の内容を改善したり、身体を動かしたり、ゆっくりお風呂に入って身体を温めたりした方がいいのでしょうが、育児と仕事で毎日目が回るような忙しさ。

何とかだましだましやってきたのですが、2か月前に腎マッサージのやり方を知り、すがる思いで始めました。


まずはお腹のまわりをマッサージしてみて、びっくり。

たった**1分間で、身体が温まってきた**のです。

それだけで「これは効きそう」と思ったのですが、マッサージを始めた翌日には、3日ぶりのお通じが！

職場の冷房も、以前ほどつらく感じられなくなりました。

そして、何より嬉しかったのが、**4日でウエストが2センチ細くなったこと！**

さらなる冷えの解消とダイエット効果に期待して、これからも腎マッサージを続けたいと思っています。

50代／男性／会社員

腎マッサージで疲労と腰痛が改善。仕事の集中力もアップ！

腰の痛みに悩まされるようになったのは、半年ほど前のことです。
湿布を貼ったり、近所のマッサージ店に行ったりしても、まったく改善されません。横になっても痛みが和らがず、熟睡できないのも困りものでした。

慢性的な痛みは、仕事のやる気や集中力にも影響します。

「このままじゃいけない」と思い、知人から評判を聞いて、寺林先生の治療院を訪れることにしました。

「腰の痛みがとれない」とお話しすると、先生は腰のあたりを触り、「腎が疲れていますね」と一言。

一通り施術していただいてから、腎マッサージのやり方を教えてもらいました。

先生の施術が終わった時点で、腰がかなり軽くなったのを感じたのですが、帰ってからも腎マッサージ。

その夜は、かなり楽になり、久しぶりにゆっくりと眠れました。

また、**朝晩、腎マッサージを続けた結果、腰の痛みもすっかり良くなり、仕事に集中できるようになりました。**

私は昔からお酒が好きで、長年晩酌《ばんしゃく》は欠かさなかったのですが、そのせいでかなり腎臓が疲れていたようです。

血圧が高いのも気になっていましたが、それも腎臓の疲れが関係しているとのこと。念のため、病院で検査したところ、幸い、病気ではなかったのですが、これからはお酒はほどほどにしつつ、腎マッサージを続け、腎臓をいたわりたいと思っています。

60代／女性／主婦

腰まわりと足の腎マッサージで疲れにくくなり、白髪も減った！

50代半ばを過ぎたころから、目に見えて疲れやすくなりました。

もともと、それほど体力がある方ではないのですが、買い物に行ったり掃除をしたり、何か一つやるたびに疲れてしまいます。

肌がかさつき、しわ、たるみが増えてきたことも悩みのタネでしたが、「更年期で、身体が変化しつつあるせいかもしれない」と思っていました。

そんな折、帰省した息子に、自分の体調について話をしたところ、腎マッサージのやり方を教えてくれたのです。

息子は以前から時々、寺林先生の施術を受けており、「腎臓が弱っている」と指摘されたそうです。

息子からは「母さんも俺も、味付けの濃い料理が好きだから、腎臓に負担がかかってるんだよ」と言われてしまいました。

息子からは、腰まわりのマッサージのほか、足裏のマッサージも教わりました。

最初に「湧泉」のツボを刺激したときは痛くて仕方がなかったのですが、毎日気が向いたときにマッサージを続け、**一週間ほどたつと、あまり痛みを感じなく**なりました。

それと同時に、疲れの度合いも少しずつ和らいでいったのです。

さらにマッサージを続けると、以前よりも肌のかさつきが改善され、友人から「**あれ？　ちょっと若返ったんじゃない？**」と言われる機会が増えました。

腎マッサージを教えてくれた息子と寺林先生に、心から感謝しています。

20代／女性／ショップ店員

悩んでいたポッコリお腹と、重かった生理痛が腎マッサージで改善！

最近、趣味でベリーダンスを始めたのですが、レッスンに行くたびに気になるのが、ポッコリと出た自分のお腹。

今までも気にはなっていたのですが、一緒にレッスンを受けている人たちのスッキリしたお腹を見ると、どうしても引け目を感じてしまいます。

そしてもう一つ、**「生理痛がひどい」**のも大きな悩み。

毎月、生理がくるたびに憂鬱《ゆううつ》になってしまい、お客さまへの笑顔もぎこちなくなってしまいます。

立ち仕事が多く、足が疲れやすいので、いいマッサージの先生がいないか、ずっと探していたのですが、あるときお客さまから紹介していただいたのが寺林先生でした。そして施術のあと、「毎日できる、疲労回復の方法はありませんか」と先生に尋ね、腎マッサージを教えていただいたのです。

それから毎晩、腎マッサージを続け、驚いたのが、次の生理のとき。いつもに比べて、痛みがものすごく軽くなっていたのです。

一方で、今まで見たこともないくらい、ドロッとした出血がありました。腎マッサージのおかげで、**たまっていた毒素**のようなものが出てきたのかもしれませんが、「こんなものがお腹にたまってたんだから、そりゃ痛いよね……」と納得。また、立ち仕事の疲れを翌日に持ち越すこともなくなり、**便秘気味だったのも解消**し、お腹のポッコリも少しずつ目立たなくなってきました。

今は快適な毎日を送っています！

PART 4

腎臓の調子を整えれば、疲れ知らずの身体が手に入る

「冷え」を解消してぐっすり睡眠！
基礎代謝もアップ

「冷え」を甘く見てはいけない

腎マッサージには、疲労回復以外にも、さまざまな効果が期待できます。
腎臓の疲れがとれ、血液がきれいになれば、血行《けっこう》不良などによる身体の不調の改善につながるからです。

たとえば、「冷え」。
冷えとは、体温が著《いちじる》しく低い状態のことですが、身体が冷えると、病気にかかりやすくなるほか、**アレルギー**、**肌荒れ**、**生理不順**、**不眠**、**めまい**など、さまざまな不調があらわれます。

手や足など、身体の末端が冷える人が多いのですが、**下半身だけが冷える人**、**身体**

の内側（内臓）が冷える人もいます。
たとえ体温計で測った数値に問題がなかったり、「手足は逆に、ほてっている」と感じたりしていても、内臓の温度が低い……ということもありえます。

温度の低い場所にもよるのですが、身体が冷えると、

- 疲れたり、むくんだりしやすい。
- 首や肩がこったり、頭痛に悩まされたりすることが多い。
- お風呂に入っても、汗をかくまで時間がかかる。
- 温めても、すぐに身体（手足など）が冷たくなる。
- 下痢気味、もしくは便秘気味である。
- 風邪をひきやすい。

といった症状があらわれやすいので、心当たりのある方は注意しましょう。

体温が下がると、疲れやすく、やせにくい身体になる

「冷えは万病のもと」ともいわれており、さまざまな病気や不調の原因となります。

まず、冷えによって血流が悪くなれば、必要な酸素や栄養、ホルモンなどが身体の各所に運ばれなくなるため、細胞や臓器がきちんと働けなくなったり、自律神経が乱れたりします。

また、身体が冷えると、免疫力が低下し、病気にかかりやすくなります。

人の身体には、生まれつき免疫力があります。

体内の免疫細胞が、外部からの病原体や、内部で発生するがん細胞などと常に闘い、疲れた身体を癒したり、病気になるのを防いだりしてくれているのです。

しかし、体温が低くなると、免疫細胞のエネルギー源となる酵素の生産量が減って、活動が鈍くなり、健康を維持できなくなります。

身体が冷えると、内臓の働きが鈍くなり、食べたものをうまく消化してエネルギーを得ることもできなくなります。

そのため、「疲れる」「だるい」「食欲がない」といった症状があらわれるようになります。

さらに、基礎代謝も落ちます。

内臓の温度が1度下がると、基礎代謝は約12％も下がります。

そのため、新陳代謝《しんちん》のスピードが遅くなって老化が進んだり、エネルギーの消費量が落ちるため、やせにくい身体になってしまったりします。

このように、冷えはさまざまな身体の不調を引き起こし、ときにはがんなどの病気を招くこともあるのです。

腎臓は、最も冷えに弱い臓器である

冷えの原因には、さまざまなものがあります。そのうち、主なものは、

- 冷たいものや甘いものなど、身体を冷やす飲食物のとりすぎ。
- ダイエットや偏食による、ビタミン・ミネラル不足。
- 薄着もしくは身体をしめつける格好をしている。
- 冷房にあたりすぎている。

などであり、ほかに、加齢や運動不足、喫煙、過度のストレスなども挙げられます。
いずれにせよ、

何らかの原因によって、血流が悪くなる。
⬅
基礎代謝が落ち、体内の熱生産が衰えて、体温が低くなる。
⬅
さらに血流が悪くなる。

といった悪循環を繰り返しているケースがほとんどです。

そして、もちろん、腎臓の疲れが原因で身体が冷えることもあります。
腎臓のろ過機能がうまく働かず、血液中の老廃物が増えると、それらは血液をドロドロにしたり、血流を妨げたりするからです。

一方で、腎臓は、最も冷えに弱い臓器でもあります。

腎臓が冷えると、**「原尿から、身体に必要な成分を再吸収する」**機能が衰えます。そのため、色が薄く水分の多い尿がたくさん出る、「頻尿《ひんにょう》」とよばれる状態になりがちです。

このように、腎臓と冷えとは密接な関係にあります。

身体を冷えから守るためにも、冷えからくる症状を和らげるためにも、食生活などに気をつけるとともに、腎マッサージなどにより、腎臓の調子を整えるようにしましょう。

腎臓の機能を高めて「むくみ」解消！ダイエットにも効果が

腎マッサージで、太りにくい身体を手に入れる

特に女性にとって、ダイエットは大きな関心事の一つです。
おそらく、みなさんの中にも、

「体重をあと3キロ減らしたい」
「理想の体型を手に入れたい」

と思っている方はたくさんいるでしょう。

食事をコントロールして体重を落とす方法や、運動によって身体をシェイプアップする方法など、世の中には数多くのダイエット方法がありますが、みなさんにぜひ、

試していただきたいことがあります。

それは、「腎マッサージによって、腎臓の調子を整えること」です。


人は、ただ生きているだけで、体温を維持したり、内臓を動かしたりするのに、エネルギーを消費しています。

この基礎代謝の量を上げれば、エネルギーがきちんと消費されるようになるため、身体は太りにくくなりますが、血流が悪くなり、内臓の温度が1度下がると、基礎代謝は約12%下がります。

18歳以上の女性の基礎代謝量の平均値は、1100～1200kcal程度といわれており、その12%分というと、およそ130～140kcalとなります。

結構な量ですよね。


腎臓の調子が良くなり、**老廃物を排出して、血液をサラサラ**にすることができれば、血流が良くなります。

そうすれば、内臓の温度が上がり、基礎代謝量も増えるというわけです。

「むくみ」はダイエットの大敵

ダイエットにはとっては、「むくみ」も大敵です。

むくみとは、老廃物を含んだリンパ液など、余分な水分がうまく排出されずに体内に残り、皮下組織にたまってしまうこと。

慢性化すると、老廃物の中のタンパク質が水分を抱え込み、むくみはさらにひどくなります。

むくみが発生すると、まぶたが腫れぼったく見えたり、実際よりも太って見えたりしてしまうというのは、みなさんよくご存じだと思います。

皮膚をしばらく押したあと、へこんだまま元に戻らなければ、むくみが起きている証拠です。

身体の中で、特にむくみが出やすいのは、足。

水分は重力の影響を受けて下がりやすく、しかもスネの部分は皮下《ひか》脂肪が少ないため、むくみやすいのです。

なお、「座りっぱなし」「立ちっぱなし」など長時間同じ姿勢でいると、身体の下の方にむくみが生じやすく、寝たきりの方の場合は、背中や腰などにむくみがあらわれることが多くなります。

むくみの原因にも、腎臓が関係している？

むくみが発生する原因としては、

- 冷えによる代謝の低下
- 塩分のとりすぎ
- ホルモンバランスの乱れ

などに加え、睡眠不足、運動不足、血管やリンパ管の疾患《しっかん》などが挙げられます。

ちなみに、女性にむくみが発生しやすいのは、

- 男性に比べて皮下脂肪が多く、冷えによる血行《けっこう》不良が起こりやすい。
- 男性に比べて筋肉量が少なく、水分や血液を下から上へと押し上げる力が弱い。
- 生理時や妊娠時に、女性ホルモンの影響で、身体が水分や塩分をためこもうとする。

といった理由からだといわれています。

そして、「腎臓の疲れ」ももちろん、むくみの大きな原因となります。腎臓は尿の量を調整することで、体内の水分をコントロールしているからです。

また、人が飲食物からとりいれた塩分（ナトリウム）は、カリウムと結びついて塩分濃度を薄め、血液や消化液、骨などに運ばれます。

ところが、カリウムが不足していると、ナトリウムは、かわりに水分をとりこんで、塩分濃度を薄めようとします。

塩分をとりすぎると、のどが渇くのは、そのためです。

血液中のナトリウムが水分をどんどんとりこんだ結果、血管内の水分が増えすぎて漏れ出すと、むくみが発生します。

普通は、腎臓がナトリウムやカリウムなど電解質のバランスをコントロールしており、余分な塩分や水分は尿として排出されます。

しかし、腎臓が疲れていたり、塩分や水分をとりすぎたりしてしまうと、処理が追いつかず、一時的にむくみが発生します。

塩分や水分のとりすぎが慢性化すると、腎臓に大きな負担がかかりますし、むくみも慢性化してしまうおそれがあるのです。

血液やリンパ液などの循環の悪い身体のままだと、老廃物やいらないものがたまりやすく、むくみが生じやすいうえ、どんなに頑張ってダイエットをしても、効果があまり期待できません。

ダイエットに取り組む際には、**腎マッサージで腎臓の調子を整える**、ゆっくり入浴して**血行やリンパの流れを改善するなど**、**太りにくい身体**をつくるようにしましょう。

また、腎臓を健康に保つためにも、腎臓に負担をかけるような過激な食事制限は避けてください。

「血液サラサラ」で若々しい肌に！
腎臓からアンチエイジング

「アンチエイジング」の大前提は、「血液がサラサラであること」

ある程度年齢を重ねた方にとって、「アンチエイジング」は重大な関心事です。
女性はもちろん、男性であっても、

「肌のしわやたるみ、シミを、少しでも減らしたい」
「豊かで、つややかな髪を維持したい」
「歳をとっても、疲れ知らずで健康な身体でいたい」

と思っている人は少なくないでしょう。
特に肌や髪については、「どうすれば若々しく、美しくいられるのだろうか」と、日々頭を悩ませている人もいるはずです。

肌や髪の老化の原因としては、たとえば、

- 加齢による、天然の保湿成分や女性ホルモンの減少、新陳代謝の衰《おとろ》え
- 紫外線の浴びすぎによる、肌や髪へのダメージ
- 活性《かっせい》酸素による、肌の細胞の酸化

などが挙げられます。

もちろん、「化粧水やクリームなどによって、潤《うるお》いを補う」「日光を浴びすぎないようにする」など、こうした原因への対策をとることも大事ですが、並行して、ぜひやっていただきたいことがあります。

それは、腎マッサージによって、腎臓の健康を取り戻すこと。

アンチエイジングのためには、腎臓の疲れをとり、サラサラしたきれいな血液を手に入れることが必要不可欠なのです。

「代謝」の衰えを防ぐことが、若返りにつながる

人の身体は、日々、「代謝」を繰り返しています。

代謝というのは、飲食物などからとりいれたエネルギーを体内で消費すること。

代謝には基礎代謝、新陳代謝、水分代謝、脂肪代謝など、さまざまなものがありますが、**そのうち基礎代謝と新陳代謝が、アンチエイジングにおいて、とても重要なポイントとなります。**


基礎代謝とは、体温を維持したり、内臓を動かしたり……といった、生命を維持す

るために最低限必要な活動に使われるエネルギーのことで、身体の代謝全体の70％を占めます。

一方、新陳代謝とは、新しい細胞が生まれ、古い細胞が排出される、一連のサイクルのこと。

肌の角質《かくしつ》細胞が古いものから新しいものに入れ替わったり、髪が生え変わったりするのも、新陳代謝です。

年齢を重ねると、これらの代謝が衰えたり、スピードが遅くなったりします。

特に基礎代謝は、放っておくと、18歳あたりをピークにどんどん下がっていき、基礎代謝量が低下すれば、新陳代謝も鈍くなります。

逆に、**代謝の衰えを少しでも食い止めることができれば、老化のスピードを遅らせることができる**のです。

そのために大事なのが、

「腎臓の調子を整えること」

です。

腎臓が弱り、老廃物がうまく排出されなくなると、それらは体内にたまって、血液をドロドロにしたり、血液やリンパ液の流れを妨げたりするようになります。

血流が悪くなると、身体の各細胞や臓器に、活動に必要な酸素や栄養が十分にいきわたらなくなります。

その結果、基礎代謝が悪くなり、身体の中の細胞や、肌や髪が生まれ変わるスピードも遅くなって、老化がさらに進んでしまうのです。

これが、「アンチエイジングのためには、腎臓の疲れをとらなければならない」理由です。

腎臓を健康にすることが、乾燥肌対策の第一歩

肌の乾燥は、美容の大敵です。
肌が乾燥し、皮脂や水分が少なくなると、角質が肌を守ろうとして硬くなり、小じわができやすくなるからです。

肌に潤いをもたせること。
それがアンチエイジングにおいては重要です。

そして、季節ごとの気候の変化や、加齢だけでなく、「腎臓の疲れ」も、乾燥肌の

大きな原因の一つです。

腎臓は、余分な水分を尿として排出することで、体内の水分量をコントロールしています。

しかし、腎臓が疲れ、機能が低下すると、身体は水分過剰になってむくんだり、逆に乾燥したりしてしまうのです。

なお、利尿作用のあるものを大量にとったときなども、身体が脱水気味になり、肌が乾燥するおそれがあります。

腎臓が疲れると、白髪が増える！

意外に思われるかもしれませんが、腎臓の不調が原因で白髪が増えることも少なくありません。

腎臓は、活性型ビタミンDをつくっています。

これは、カルシウムの吸収や骨への沈着を促す物質で、活性型ビタミンDのおかげで、血液中のカルシウム濃度が保たれているわけです。

一方、白髪が生える原因にはさまざまなものがありますが、「カルシウム不足」も、その一つです。

髪の毛の色のもととなっているのはメラニン色素ですが、メラニン色素をつくり出す細胞は、歳をとったり、カルシウムが不足したりすると、働きが悪くなってしまうのです。

つまり、腎臓が弱って活性型ビタミンDがつくられなくなると、血液中のカルシウム濃度が低下し、メラニン色素が少なくなって、白髪が生えてしまうというわけです。

ほかに、腎臓の疲れが原因で、目の下にクマができることもあります。

腎臓が血液中の老廃物を十分にろ過できないと、血液が黒ずんできます。

目の下は皮膚が薄いため、その血液の色がはっきりとわかってしまうのです。
このように、**腎臓は、肌や髪の若々しさ、美しさと深く関わって**います。
腎マッサージなどによって、腎臓の調子を整え、心身の健康を守りましょう。

アレルギーや病気に負けない!?
血流アップで免疫力を上げる

「免疫力」が、人をあらゆる病気から守ってくれている

私たちはふだん、さまざまなウイルスや有害物質などにさらされて生きています。また、人の身体の中では、毎日、３０００～５０００個ほどのがん細胞が生まれているといわれます。

それでも私たちが、めったに病気をすることなく、健康に生きていられるのは、体内の「**免疫力**」のおかげです。

免疫力が、体内のウイルスや異物を常に排除し、病気に抵抗したり、病気を治したりしてくれているのです。

では、免疫力とは、具体的にはどのようなものなのでしょうか。

免疫力を担っているのは、人の体内に2兆個ほど存在するといわれている免疫細胞です。

免疫細胞の主体は白血球で、主に血液中に存在しており、単球《たんきゅう》（マクロファージ、樹状細胞）、リンパ球（T細胞、B細胞、NK〈ナチュラルキラー〉細胞）、顆粒球《かりゅう》（好中球《こうちゅう》、好酸球《こうさん》、好塩基球《こうえんき》）の3種類に大きく分けることができます。

三者はそれぞれ働きが異なっており、単球はサイズの大きな異物や老廃物を処理する一方で、外部から異物が体内に入ったことをほかの免疫細胞に知らせる役目も果たし、リンパ球は小さな細胞やウイルスなどを駆逐《くちく》し、顆粒球はサイズの大きな異物を食べて処理しています。

なかでも、**リンパ球に属するＮＫ細胞は、体内を独自にパトロールし、がん細胞や**

ウイルス感染細胞を片っぱしから殺してくれる優秀な「殺し屋」であり、「NK細胞が活発かどうか」が健康を大きく左右しているともいえます。

加齢や血行不良が、免疫力を衰えさせる

免疫力は通常、年齢とともに低下し、20代をピークに、40代では50％程度、70代では10％程度にまで衰えるといわれています。

免疫力が下がると、風邪をひきやすくなったり、病気が治りにくくなったりするのはもちろん、

- なかなか疲れがとれない。
- アレルギー症状が悪化する。

・口内炎《こうないえん》やヘルペスなどができやすくなる。

といった不具合が生じるようになります。

高齢者が病気にかかりやすくなるのは、そのためでもあります。


しかし、免疫力を低下させる原因は、加齢だけではありません。


免疫力を衰えさせるものとしては、まず「血行不良」が挙げられます。

免疫細胞は、血流に乗って、身体じゅうをめぐります。

冷えやドロドロ血液によって血行が悪くなっていると、免疫細胞がすみずみまでいきわたりません。

これまで繰り返し述べてきましたが、だからこそ腎臓は大切なのです。

また、身体が冷えると、免疫細胞のエネルギー源となる酵素の働きも弱くなります。

体温が1度下がると、免疫力は約30％低下するともいわれています。

ほかに、**免疫力にとって大敵となるのが、免疫細胞のバランスを崩すといわれる睡眠不足やストレス**です。

これらが原因で自律神経が乱れると、交感神経が優位になります。交感神経が分泌するアドレナリンは、血管を収縮させるため、血行不良や冷えが生じ、免疫細胞が自由に活動できなくなるのです。

免疫力もＮＫ細胞の数も、年齢とともに下がってはいきますが、免疫細胞たちがきちんと働いてさえくれれば、いくつになろうと、疲れたり病気をしたりすることの少ない健康な身体でいられます。

そのためにも、腎マッサージによって腎臓の疲れを癒やして、血液をきれいにするとともに、できるだけリラックスし、休息をとるようにしましょう。

血液や血管を若返らせて「ドロドロ血液」「高血圧」を解消

動脈は年齢とともに硬くなる

これまで何度かお話ししてきたように、**「老廃物やいらないものを取り除き、血液をきれいにする」**ことから得られる**メリット**は、はかりしれません。

まず、血液がきれいになり、血流が良くなれば、冷えが解消され、代謝が良くなり、むくみにくくなります。また、**免疫細胞の働きも活発になり、疲れたり病気をしたりすることが少なくなります。**

しかし、血液がサラサラになることの一番のメリットは、やはり、「血管や心臓への負担が軽くなり、動脈硬化や高血圧、心筋梗塞や脳梗塞などのリスクを減らすことができる」点にあるでしょう。

動脈は「全身に血液を送る」という、とても重要な役割を果たしています。

ところが、年齢を重ねるにつれ、動脈は少しずつ硬くなり、柔軟性や弾力性を失い、血液をうまく送り出せなくなります。


それだけではありません。

動脈に老廃物やＬＤＬコレステロール、中性脂肪などがたまり、血管の壁に脂質《ししつ》が付着したり、血液がドロドロになったりすると、血圧が上がり、動脈はますます硬くなります。

動脈内の老廃物やドロドロ血液が、動脈の壁を硬くする

血圧とは、「血液が血管を通るときにかかる圧力」「血液が血管を押す力」のこと

です。

心臓は通常、1分間に60～70回ほど、ポンプのような要領で、血液を血管に送り出します。

血圧を測ると、必ず「最高血圧」と「最低血圧」の2つの値が出ますが、これらはそれぞれ、血液が送り出されたときに血管にかかる圧力と、血液が送り出されたあとに血管にかかる圧力を示しています。

想像してみてください。

ホースの中にポンプで水を流す場合、サラサラの水を流すのと、ドロドロの水を流すのとでは、後者の方が力がいるし、ホースにも圧力がかかりますよね。

また、太いホースに流すのと細いホースに流すのとでは、やはり後者の方が力がいるし、圧力もかかりますよね。

血管も同じです。

老廃物やいらないものがたまって血管が詰まり気味になっていたり、血液がドロドロだったりすると、心臓は通常よりも強い力で血液を送り出さなければならないし、血管にかかる圧力、つまり血圧も高くなります。


なお、**塩分（ナトリウム）をとりすぎたときにも、血圧は高く**なります。

血液中のナトリウムが、水分をとりこんで塩分濃度を薄めようとするため、血管内を流れる血液の量が増えて、血管の壁を圧迫するからです。

そして、処理しなければならない血液の量が増えると、やはり心臓の負担も大きくなります。


大きな圧力がかかり続けると、血管が破れないようにするため、身体は血管の壁を厚くします。

しかし、血管の壁が厚くなると、それだけ血液の通り道は狭くなってしまいます。

狭くなった血管を血液が通るため、血管にはさらに圧力がかかり、それに負けないよう、身体は血管の壁を厚くし……。

こうして、動脈の血管の壁が厚く硬くなり、**柔軟性《じゅうなんせい》や弾力性《だんりょくせい》を失うことを「動脈硬化」**といいます。

動脈硬化は、こんなにも恐ろしい

動脈硬化が起こると、血管はちょっとしたことで傷ついたり破れたりしやすくなり、さまざまな重大な病気を引き起こします。

たとえば、脳の血管が硬くなり、血流障害が起こると、頭痛やめまい、痴呆《ちほう》などが起こりやすくなり、脳梗塞や脳出血《のうしゅっけつ》につながるおそれもあります。

心臓に酸素や栄養を運んでいる冠《かん》動脈が硬くなると、心臓の血流量が減り、狭心《きょうしん》症になりやすくなるでしょう。

また、血栓《にっせん》もできやすくなります。

血栓とは、血液中の血小板《けっしょうばん》が固まったものです。

一時期、**「エコノミークラス症候群」**が問題視されましたが、長時間同じ姿勢をとり続けていて血流が悪くなっていたり、身体が脱水状態だったりすると、血栓ができやすくなります。

さらに、血小板には、切り傷ができたときなどに血を固め、出血を抑える働きがあるのですが、血管に傷がついたりしたときも、そこに血小板が集まってかさぶた状のものをつくり、傷をふさごうとします。

それが何度も繰り返されるうちに、かさぶた状のものが重なって血栓となることもあります。

血管が血栓によってふさがれると、そこから先に血液が流れなくなり、やはり脳梗塞、心筋梗塞など、重大な病気を引き起こします。

血液がドロドロだったり、血管の壁に老廃物や脂質が付着していたり、厚くなったりしていると、血液の通り道が狭いため、血栓がますます詰まりやすくなります。

そして、もう一つ。

高血圧は、血管だけでなく、心臓にも大きな負担をかけます。

鍛《きた》えれば鍛えるほど、筋肉が厚く、硬くなるように、強い力で血液を送り出し続けると、心筋も厚く、硬くなりますが、その反面、柔軟性が失われ、ポンプとしての機能は弱くなります。

そのため、少し身体を動かしただけでも息切れしたり、動悸《どうき》が激しくなったりしてしまい、心不全《しんふぜん》につながることもあります。

腎臓にもある、動脈硬化

このように、**サラサラでない血液は高血圧や動脈硬化の原因となり、血管や身体に二重三重のダメージを与えます。**

もちろん、腎臓も例外ではありません。

高血圧が長く続くと、腎臓の動脈にも負担がかかって、まず血管の硬化が起こります。

その結果、腎臓の血流量が減って、腎臓そのものが硬くなり、血液をろ過する働きが衰えます。

これを「腎硬化症」といいます。

腎臓が弱って、働きが弱くなる。
⬅
老廃物やいらないものがろ過されず、血液がドロドロになる。
⬅
血圧が高くなって血管がダメージを受け、腎臓の働きがさらに悪くなる。

という悪循環が起こってしまうわけです。

このような状況を避けるためには、やはり、できるだけ血液がドロドロにならないような生活習慣や食事を心がけること、そして**日ごろから腎臓をいたわることが大事**です。

そのためにも、ぜひ腎マッサージを、みなさんの日常に取り入れてみてください。

「更年期障害」「生殖機能低下」も腎臓を整えれば解消する

更年期障害にも、「腎」が深く関わっている

主に閉経《へいけい》前後（45～55歳くらい）の女性に、ホットフラッシュ（急なほてり、のぼせ、大量の発汗）、動悸、息切れ、めまい、高血圧、憂鬱、集中力の低下などの症状があらわれる「更年期《こうねんき》障害」。

卵巣《らんそう》でつくられるエストロゲンやプロゲステロンといった女性ホルモンが急激に減少し、ホルモンバランスが崩れることが原因ですが、**東洋医学では、更年期障害にも「腎」が深く関わっているとされています。**

「腎は生命力の源であり、発育や生殖とも関係していて、水分の調整や骨の代謝も行っている。**更年期になると、腎にたくわえられた生命力が弱くなり、**腎の働きが弱ま

って水分調整がうまくいかなくなる。そのため、身体の潤いがなくなり、ほてりやのぼせ、動悸などが起こる」というのが東洋医学の考えです。

これは、**西洋医学とも合致**しています。

東洋医学では、腎は腎臓および副腎のことを指しますが、**実はエストロゲンやプロゲステロンは副腎皮質でもつくられている**のです。

「マザー・ホルモン」DHEAは、足りない性ホルモンを補ってくれる

もう少し正確にいうと、副腎皮質でつくられる、男性ホルモンの一種であるDHEAは「マザー・ホルモン」ともよばれており、体内で男性ホルモンのテストステロンや女性ホルモンなど50種類ものホルモンに変わります。

男性にも女性ホルモンが、女性にも男性ホルモンが多少は必要ですが、男性には卵巣がなく、女性には精巣《せいそう》がありません。

そのため、それぞれ、ＤＨＥＡ由来の性ホルモンに助けられています。


そして、卵巣でつくられるものに比べると量は少ないのですが、**ＤＨＥＡ由来の女性ホルモンは、更年期の女性の身体にとっても大きな意味**を持ちます。

なぜなら、閉経後数年で、卵巣から分泌されるエストロゲンはそれまでの40％程度になり、プロゲステロンに至っては、ほぼ分泌されなくなるからです。

つまり、**副腎が元気で、しっかりＤＨＥＡを分泌**してくれれば、急激にホルモンのバランスが崩れることはなくなり、**更年期障害の症状も緩和《かんわ》されるということ**です。


なお、更年期障害は、なにも女性に限ったものではありません。

「男性ホルモン」とよばれるホルモンのうち、95％は精巣でつくられるテストステロンです。

個人差はあるものの、更年期を迎えるころ、男性の身体でもテストステロンが減少することが多く、それに伴って、やる気や集中力の低下、不眠、性欲減退、多汗《たかん》、筋力低下、血圧上昇、内臓脂肪増加といった症状があらわれるようになります。

これが、男性の更年期障害です。

そして、男性ホルモンの5％はＤＨＥＡであり、精巣でつくられるテストステロンが減少すると、ＤＨＥＡが活性化することがわかっています。

ストレスこそが、更年期の大敵

更年期の男女にとって、ストレスは大敵です。

まず、卵巣や精巣でつくられる性ホルモンも、副腎皮質でつくられるホルモンも、肝臓でつくられるコレステロールを原料としています。

副腎皮質では、抗ストレスホルモンであるコルチゾールもつくっていますが、ストレスがかかると、脳は身体をストレスから守るため、コルチゾールを優先的に分泌しようとします。

その分、卵巣や精巣にまわるコレステロールの量が減り、性ホルモンの質や量、濃度が低下してしまうのです。

また、ストレスがかかると、副腎も、コルチゾールやアドレナリン、ノルアドレナリンを出すことを優先し、DHEAの分泌を後回しにしてしまいます。

長く**ストレスがかかり続けると、副腎自体が疲れてしまう**こともあります。

更年期障害の症状を和らげるためには、できるだけ心身にストレスをかけないようにしたり、うまくストレスを発散したりすること、そして腎マッサージなどにより副腎の働きを整えてあげることが、とても大事だといえるでしょう。

PART 5

腎臓を健康にする生活習慣

腎臓が病気になると、こんなに怖い！

気づいたときには手遅れ？「沈黙の臓器」腎臓の病気

腎臓は、身体にとって非常に大事な臓器ですが、その分、病気になると大変です。

何らかの理由で**腎臓が機能しなくなることを、「腎不全《じんふぜん》」**といいます。

ウイルスの感染や大量出血、薬剤などが原因で急激に腎臓の機能が低下する「急性腎不全」は、適切な治療を受ければ、かなり回復が見込めるのですが、慢性の腎臓病が少しずつ悪化し、腎臓の機能が失われていく場合は厄介です。

腎臓が病気になると、糸球体や尿細管が障害を受け、血液をろ過できなくなります。

一度破壊された糸球体は元には戻りませんが、糸球体がある程度壊れても、ほかの糸球体が頑張って働き、カバーします。

だからこそ、最初のうちは症状が出にくかったり軽かったりして見過ごされ、気づいたときには、腎不全がかなり進んでいることも少なくありません。

腎臓が「沈黙の臓器」といわれるのは、そのせいです。


腎臓がきちんと働かなくなると、身体に必要なタンパク質などが外に出て行ってしまったり、貧血やカルシウム不足などを招いたりします。

しかし**何よりも問題なのは、身体にとって毒となる老廃物が体内や血液中にたまってしまうこと**です。

その状態が続くと、「疲れやすい」どころか、尿毒症《にょうどく》、動脈硬化や心臓病、脳梗塞など、命に関わるさまざまな病気にかかるリスクが高くなります。

なお、慢性的な腎臓病によって、腎臓の機能が正常時の30％以下にまで低下した状態を「慢性腎不全」といいます。

慢性腎不全の場合、失われた機能が回復することはほとんどありませんが、発見が早ければ、生活習慣の改善や治療などにより、腎臓の機能を維持することも可能です。ただ、腎臓の機能が10％以下にまで低下する「末期腎不全」になると、腎移植や、老廃物の除去や水分量・電解質のバランスの調節などを人工的に行う「血液透析《とうせき》療法」（人工透析）が必要になります。

こんなにある！　腎臓の病気

腎臓に関する主な病気としては、以下のようなものがあります。

・腎結石

老廃物やいらないもののうち、シュウ酸カルシウムやリン酸カルシウム、尿酸などが、尿に溶けきれず、固まって石化したものが結石《けっせき》です。

腎臓でできた結石は腎結石、膀胱《ぼうこう》に移動した石は膀胱結石、尿道に移動した石は尿道結石とよばれます。

できた場所や移動した場所によって、下腹部や大腿部《だいたいぶ》の激しい痛み、血尿、吐き気などを引き起こします。

副甲状腺《ふくこうじょうせん》に何らかの異常が生じて、カルシウムの調節をするホルモンが過剰に分泌《ぶんぴつ》されたり、病気などによって尿の排出が滞ったりしたときも結石ができやすいのですが、結石の多くは原因不明です。

ただ、遺伝的に結石ができやすい人もいれば、ストレスや食生活の乱れ、水分不足、運動不足などの要因が重なると、結石ができやすいともいわれています。

・腎性糖尿

原尿中のブドウ糖は身体に必要な栄養分であり、通常は尿細管で再吸収されるのですが、糖尿病にかかっていて血糖値があまりにも高かったり、生まれつきブドウ糖を再吸収する力が弱かったりすると、ブドウ糖が尿に混じることがあります。

また、まれに、病気によって尿細管に障害が生じ、ブドウ糖が再吸収できなくなることもあります。

・急性腎炎

風邪をはじめとする感染症などによって引き起こされるといわれています。

急性腎不全を引き起こし、尿がまったく出なくなることもありますが、適切な治療を受ければ9割は治るとされています。

・慢性腎臓病

「慢性腎臓病」は慢性的な腎臓の病気や症状の総称で、何らかの腎機能の障害が3か月以上続くと「慢性腎臓病」と診断されます。

慢性腎臓病は症状がないまま、数年から数十年にわたって少しずつ進行します。

現在、日本国内の慢性腎臓病の推定患者数は1300万人強、8人に1人いるといわれています。

慢性腎臓病の中でも、特に代表的なのは、「糖尿病性腎症《とうにょうびょうせいじんしょう》」「慢性腎炎」「腎硬化症」です。

〈糖尿病性腎症〉

糖尿病により高血糖《こうけっとう》の状態が長く続いた結果、糸球体の毛細血管が硬化し、ろ過機能が低下する病気で、**糖尿病の三大合併症の一つ**といわれています。

現在、慢性腎不全を起こす原因の第一位であり、糖尿病性腎症から人工透析に至る人は増え続けています。

〈慢性腎炎（慢性糸球体腎炎）〉

糸球体が障害を受け、腎臓の機能が徐々に低下していく病気の総称です。

原因は不明ですが、発症には免疫反応が関わっていると考えられています。

〈腎硬化症〉

高血圧や老化によって腎臓の動脈硬化が起こり、血流が悪くなって、腎臓の機能が低下する病気です。

・尿毒症

主に慢性腎臓病によって慢性腎不全が進み、末期腎不全になると、尿毒症を発症します。

尿毒症にまで至ると、血液中にたまった、排出できない毒素や老廃物のために、だるさ、食欲不振、頭痛、嘔吐《おうと》感、高血圧、睡眠障害など、全身にさまざまな症状があらわれます。

さらに症状が進行すると、昏睡《こんすい》状態に陥ることもあり、生命に関わります。

・腎臓がん

その名の通り、腎臓にできるがんで、**40歳以降の男性がかかりやすい**といわれています。

最初は症状があらわれにくく、がんが直径5センチを超えるころから、腹部の痛みやしこり、血尿などが見られるようになります。

さらに症状が進むと、尿管などがふさがって腎臓に尿がたまり、「水腎症《すいじん》」とよばれる状態になって腎臓の機能が低下したり、だるさ、食欲不振、貧血、高血圧、赤血球の増加などの症状があらわれたりします。

日ごろから腎臓をいたわり、腎臓の健康を守る

腎臓の病気の中には、原因がはっきりとわかっていないものもありますが、糖尿病や高血圧、ストレスなど、生活習慣の乱れから引き起こされるものも少なくありません。

また、腎臓の異変に早めに気づき、早めに治療を開始すれば、腎機能の低下をある程度食い止めることもできます。

腎臓の病気を予防したり、悪化を防いだりするためには、日ごろから腎臓をいたわ

ることが何よりも大事です。

腎マッサージによって腎臓の疲れをとってあげるのももちろんですが、

- 尿や身体の状態を、こまめにチェックする。
- 腎臓に負担をかけない生活習慣や食事を心がける。

といったことを心がけるようにしましょう。

尿の異変や身体のむくみは、腎臓が弱っているサイン

腎臓の異変は、まず尿にあらわれる

腎臓を健康に保つうえで大事なのが、腎臓の機能が低下していることに、できるだけ早く気づくことです。

ここでは、腎臓が疲れたり、病気にかかったりしたときにあらわれる、いくつかのサインを紹介しましょう。

腎臓に何らかの障害が起こると、何よりもまず、尿に異変があらわれます。

特に気をつけたいのが、タンパク尿と血尿、そして頻尿。

尿の色や回数に次のような兆候《ちょうこう》が出ていたら、検査を受けるなど、腎機能をチェックした方がいいかもしれません。

・タンパク尿

健康な人の尿は透明感のある、淡い黄色です。

しかし、尿の色が濁《にご》っていたり、いつまでも泡が消えずに残っていたりする場合は、タンパク尿の可能性があります。

タンパク尿は、本来、糸球体で取り除かれるはずのタンパク質が尿に漏《も》れてしまっているために起こるものであり、ろ過機能に問題が生じているかもしれません。

運動したあとにも、一時的にタンパク尿が出ることがありますが、継続的にあらわれるようであれば注意しましょう。

・血尿

血液が混じった尿で、褐色のような濃い色をしています。

急性腎炎などによって起こることが多いのですが、腎臓がんにかかっている場合も血尿が出ることがあるため、早めに病院で診察を受けましょう。

なお、結石などにより、尿道のどこかに出血が見られる場合には、鮮やかな血の色の尿が出ることもあります。

・頻尿

寒いときや緊張しているとき、たくさん水分をとったときなどは一時的に増えたりもしますが、健康な人が尿をする回数は、基本的には1日に3～10回程度であり、これ以上の場合は頻尿にあたります。

そして、腎機能の低下は、頻尿の原因の一つです。

薄い尿が大量に作られるようになるため、少し水分をとっただけでトイレに行きたくなるのです。

逆に、腎機能の低下により、排尿回数が極端に減ることもあります。

いずれの場合も、早めに検査を受けるようにしましょう。

なお、尿から甘いにおいがするときは糖尿病の可能性が、アンモニアのにおいが強すぎるときは、尿路感染症の可能性があります。

靴や指輪がきつくなったら、要注意

腎臓の機能が低下すると、身体の中の余分な水分や塩分などがうまく排出されなくなって、水分量のコントロールがきかず、身体がむくみやすくなります。

もちろん、水分をとりすぎたときなどに、一時的にむくむことはありますが、

- ピッタリだったはずの靴や指輪を「きつい」と感じる。
- 下着や靴下の跡が、なかなか消えない。
- まぶたが腫れぼったいと感じる。

このような状態が続くようであれば、注意しましょう。

なお、むくみと同時に、タンパク尿が出ることもあります。

腎臓のろ過機能が衰え、血液中のタンパク質が減ると、身体の水分保持力が低下し、血管の外に水分が流れ出してむくむからです。

むくみは、心臓や肝臓の機能が低下したときなどにも起こりますが、血糖値が高い人にむくみがあらわれた場合は、腎臓に何らかの問題が生じている可能性が高いといえます。

いずれにせよ、大きな病気の兆候である可能性が高いので、むくみが続くようであれば、早めに検査を受けましょう。

血圧をこまめにチェックし、腎機能の低下を予防する

腎臓と高血圧は、切っても切れない関係にあります。

一度、腎臓に問題が生じると、

- 腎臓の機能が低下する。
 ⬅
- 血液がドロドロになる。
 ⬅
- 血圧が高くなる。
 ⬅

・腎臓の血管が硬くなる。また、血圧を下げるために腎臓が働きすぎてしまう。

⬅

・腎臓の機能がさらに低下する。

という悪循環が起こり、短期間で症状は悪化します。

高血圧の原因はさまざまであり、血圧が高いからといって、必ずしも腎臓の機能が低下しているとはいえません。しかし、たとえ原因がほかにあっても、高血圧のまま放っておけば、いずれは腎臓にも影響が及びます。

腎臓の健康を守るためにも、血圧はこまめにチェックし、血圧が上がらないような生活習慣を心がけましょう。

ツボや腰の痛みで、腎臓の疲れや病気がわかる

PART1で、お腹や腰、足にある腎のツボについて詳しく説明しましたが、これらのツボも、腎臓の疲れや病気があらわれやすい場所です。

たとえば、腰の志室や、足の裏の湧泉。

もし、これらのツボを触ったときに、しこりがあったり、痛みを感じたりするようであれば、腎臓の機能が弱っていると考えてよいでしょう。

なお、東洋医学では、足の中指が腎臓と関係しているといわれています。

もし、中指が、ほかの指に比べてむくんでいたり、足裏方向に向かって曲がっていたりするようなら、腎臓に何かしら問題が生じていると考えましょう。

また腰痛には、腎機能の低下や腎臓の病気が原因で起こるものも少なくありません。特に、「なかなか治らない」「横になっても痛みがひかない」「腰を回してもあまり痛くないのに、軽くジャンプして着地したとき、腰の奥にひびく」といったような場合は、注意してください。

腎臓が原因で起こる腰痛には、「腎臓が疲れて正常な位置をキープできなくなり、下がってくるために発生するもの」もあれば、腎臓結石、急性腎不全や慢性腎不全、腎臓がん、尿路が狭くなったり詰まったりして尿が腎臓にたまってしまう「水腎症」などの病気が原因で発生するものもあります。

放っておくと、症状が悪化するおそれがあるので、腰の痛みがなかなかひかないようなら、早めに病院に行きましょう。

睡眠不足と冷え、ストレスが、腎臓を最も疲れさせる

夜眠る前に、ものを食べてはいけない理由

腎臓にいつまでも元気に働いてもらうためには、腎臓に負担をかけない生活を送ることが大事です。

もちろん、腎マッサージで、腎臓の疲れをある程度とってあげることは可能ですが、そもそもの生活習慣次第で、腎臓の疲れ方や病気にかかるリスクは大きく変わります。

また、腎臓の病気になってしまった場合も、腎臓にできるだけ負担をかけずに生活することで、症状改善の度合いは大きく変わります。

なかでも**大事なのが「睡眠」**です。

人は睡眠をとることで、身体を休め、翌日以降も元気に活動するためのエネルギー

を得ていますが、腎臓を含む体内の各臓器も同じです。
起きている間、働き続けた内臓たちは、睡眠中に疲れをとり、力をたくわえます。
それができないと、当然のことながら、疲れ果て、調子が悪くなってしまいます。

なお、2015年、アメリカのBrigham and Women's Hospitalは、4238人を対象とした11年分のデータをもとに、**「睡眠時間が短い人は、腎機能が早く衰えやすい」**と発表しました。

一晩あたりの睡眠時間が5時間以下の女性は、睡眠時間が7〜8時間の女性に比べ、腎機能が早く衰えるリスクが65%も高かったそうです。

ただ、腎臓をしっかり休ませるためには、睡眠時間だけでなく、睡眠の質も大事です。

特に気をつけたいのが、**「眠る前の2〜4時間は、ものを食べないこと」**。
食べものが体内にあると、腎臓は睡眠中も水分や塩分などの調整をしなければならず、ゆっくり休めなくなってしまうからです。

また、身体が冷えて血流が悪くなると、睡眠中に行われる各細胞や組織などのメンテナンス作業も滞ってしまいます。

就寝前には入浴などによって身体を温め、夏でも冷房をかけすぎたりせず、きちんと布団をかけて眠るようにしましょう。

「万病のもと」冷えとストレスをできるだけ遠ざける

「万病のもと」といわれる冷えとストレスは、腎臓にとっても、もちろん大敵です。

特に東洋医学では、「腎は冷えに弱い」といわれています。

身体が冷えると、血管が収縮して血流が悪くなり、血液による老廃物の運搬や排出がうまくいかなくなり、腎臓の働きが妨げられます。

その結果、尿がうまくつくれず、頻尿になったり、尿の回数が極端に少なくなったりするのです。

さらに、排出できなかった老廃物により、尿道炎などが引き起こされることもあります。


また、何らかの原因によって身体が冷えると、

・血流が悪くなる。
⬅
・老廃物の運搬や排出がうまくいかなくなる。
⬅
・血液がドロドロになる。
⬅

・さらに血流が悪くなる。
⬅
・細胞の活動に必要な酸素や栄養の運搬がうまくいかなくなり、基礎代謝が下がって、
さらに身体が冷える。

という悪循環も生じやすくなります。

冷えを防ぐためには、

・冷房のあたりすぎを避ける。
・使い捨てカイロや腹巻きなどを利用する。
・入浴の際、きちんと湯船に浸かる。

など、**外側から身体を温めるのも効果的ですが、**「冷たい飲みものや、身体を冷や

す食材をとりすぎない」など、内側から温めることも大事です。

一方、ストレスがかかると、身体は緊張状態になり、やはり血管が収縮して血流が悪くなります。

しかも、ストレスを受けてアドレナリン、ノルアドレナリンが分泌されると、余計に血圧が上昇してしまい、腎臓や糸球体の毛細血管には大きな負担がかかります。

そして、ストレスは尿酸値《にょうさんち》も上昇させます。

通常、体内でタンパク質の代謝が起こると、最終的に尿酸が発生します。

抗酸化作用がある尿酸は、身体にとって必要な物質ですが、尿酸値が高い状態が続くと、血管の炎症や高尿酸血症《こうにょうさんけっしょう》、痛風《つうふう》などを招きやすくなります。

そのため、余分な尿酸はアンモニアに、さらに尿素に変化し、腎臓はそれを尿として排出します。

尿酸が過剰だと、尿素も多くなり、腎臓にかかる負担が大きくなってしまうのです。

このように、ストレスもさまざまな面で、腎臓の健康を損ないます。**腎臓にしっかり働いてもらうためにも、できるだけストレスのかからない生活を送りたいものです。**

お酒の飲みすぎと喫煙も、腎臓にダメージを与える

「万病のもと」といわれるものは、冷えやストレスのほかにもあります。お酒の飲みすぎ、そしてタバコです。

適量であれば、身体にとって有益な作用をもたらすお酒ですが、飲みすぎると、胃や肝臓、心臓など、あらゆる臓器に害をもたらします。

腎臓も例外ではありません。

腎臓に負担をかけないお酒の量は、1回あたり、ビール1リットル程度といわれています。

飲酒は腎臓にもさまざまな影響を与えますが、最も大きいのは、血液がドロドロになること。

一部のお酒には尿酸の元となるプリン体が含まれ、アルコールが体内で分解されるときにも尿酸が発生するため、お酒を飲みすぎると尿酸が過剰になってしまいます。

また、お酒を飲んだり、塩分の多いおつまみを食べたりすると、血液中の水分と塩分が増え、血圧も上がります。

もちろん、その血圧の上昇は一時的なものですが、腎臓は上がった血圧を元に戻そうと頑張るため、毎晩お酒を飲んでいると、どうしても負担がかかり、腎臓は疲れてしまいます。

血圧の高い人、腎臓の機能が衰えている人は特に、お酒は控えた方がいいでしょう。

お酒に比べると、タバコは一見、腎臓との関連性が少なそうですが、実はタバコも腎臓にかなり大きな害をもたらします。

まず、タバコに含まれるニコチンは血管を収縮させるため、全身および腎臓の血流が悪くなり、血圧も上がります。

2003年には、**「タバコを1日に20本以上吸う人が末期腎不全になる危険性は、吸わない人の2・3倍である」**という報告も出されています。

それだけではありません。

最近の研究で、腎細胞にはニコチン受容体《じゅようたい》があること、タバコのニコチンを受けとり続けると、腎細胞がダメージを受け、腎臓がんが引き起こされるおそれが高まることがわかっています。

「喫煙《きつえん》は腎臓がんのリスクを1・38倍高める」「タバコを1日に20本以上吸う人の腎臓がんの発生リスクは、タバコを吸わない人に比べて2倍以上高い」ともいわれています。

ヘビースモーカーになればなるほど、腎機能障害は進みますが、たとえ本数が少なくても、障害が起きることはあります。

腎臓の健康を考えるなら、タバコも控えた方がいいでしょう。

運動のしすぎは、かえって腎臓に負担をかける

「身体にいい生活習慣」と聞くと、おそらく多くの人が、

・規則正しい生活

- バランスのいい食事
- 十分な睡眠
- 酒、タバコを控える
- 適度な運動

を思い浮かべるのではないかと思います。

そのうち、運動には、

- 身体を温めて血流を良くする。
- 体内の余分なエネルギーを消費する。
- 筋肉量を増やして基礎代謝を高める。

といった効果があり、ストレス発散にもつながります。

運動によって血行が促進され、エネルギーが消費されれば、血圧や血糖値を調節しなければならない腎臓の負担も減ります。

このようにお話しすると、運動は、全身の健康にとっても、腎臓の健康にとってもいいことずくめのようですが、それはあくまでも運動量が「適度」な場合です。

実は、運動のしすぎは、かえって腎臓に負担をかける可能性があるのです。

まず、**激しい運動をすると、筋肉を中心に新陳代謝が活発になりすぎてしまい、エネルギー消費の老廃物である尿酸が大量に発生**してしまいます。

特に、ふだんあまり動かない人が急に激しい運動をすると、尿酸値が2倍近く上がることがあります。

それだけでも腎臓の負担は大きくなりますが、激しい運動によって汗をかくと、体内の水分が急激に減るため、腎臓は水分バランスを調整しようと、さらに懸命に働くことになり、疲れてしまうのです。

運動による効果をきちんと得るためには、ウォーキングや室内での筋肉トレーニングなど、うっすらと汗をかく程度の内容にとどめること。

もちろん、こまめな水分補給も大事です。

のどが渇いたと感じるころには、すでに体内の水分が少なくなっているので、注意しましょう。

なお、姿勢や歩き方も、腎臓の健康に影響します。

姿勢が悪かったり、歩き方が安定していなかったりすると、腎臓の位置がずれやすくなってしまうからです。

長時間立ったままでいることも腎臓に負担をかけるため、立ち仕事の多い人は、腎マッサージによって、腎臓をいたわってあげましょう。

こんな食べものが、腎臓の疲れをとる!

野菜、豆、魚、海藻が腎臓を助けてくれる

腎臓の健康を守るうえで、食事はとても大事です。

何をどのように食べるかによって、腎臓にかかる負担は大きく変わるからです。


まず、忘れてはいけないのが、水分。

腎臓は「脱水状態」に弱いといわれています。

体内の水分量が少ないと、血液中の老廃物の割合が高くなります。

老廃物の割合の低い血液をろ過するより、老廃物の割合の高い血液をろ過する方が、腎臓にとっての負担が大きいのです。

腎臓の負担を軽くするためにも、**健康な人であれば1日に1・5リットルから3リットル程度の水分**をとった方がいいでしょう。

ほかに、腎臓にいい食べものとしては、

- 野菜
- 豆類
- 魚介《ぎょかい》類
- 海藻《かいそう》類

などが、比較的よく挙げられます。

野菜の中でも、特に効果が高いとされているのは、**アボカドやほうれん草、かぼちゃ、いも類など、カリウムの多いもの**です。

カリウムには利尿作用があり、ナトリウムの排出を促して血圧を調整するなど、腎臓の働きを助けてくれます。

カリウムは、大豆、小豆、黒豆などの豆類や、わかめ、ひじきなどの海藻類にも多く含まれています。

また、魚介類のうち、**いわしやさば**など背の青い魚や、まぐろのトロなど脂肪の多い魚に含まれる**EPA（エイコサペンタエン酸）**には、糸球体などで起こった炎症を抑え、**腎臓を保護する作用**があるほか、血流を良くする作用もあります。

もちろん、にんじん、玉ねぎ、ごぼう、オレンジ、桃、鮭、かつおなど身体を温める食べものも、血流を良くし、**冷えの改善に効果的**です。

なお、病気や疲れによって腎臓の機能が落ちているときには、タンパク質の摂取が制限されることがあります。

タンパク質の代謝に伴って発生する老廃物（尿酸）は、最終的に腎臓で処理され、尿として排出されるため、タンパク質のとりすぎは、腎臓の仕事を増やし、疲れさせてしまうからです。

その場合、肉（特に豚や鶏《にわとり》）、魚、卵、乳製品、そして豆類から、**良質なタンパク質を適量とる必要**があります。

一方、腎臓には、カルシウムの吸収や骨への沈着を促す活性型ビタミンDをつくるという働きもあります。

腎臓の機能が落ちるとカルシウムが不足しがちになるので、**小松菜、菜の花といった野菜や魚介類、豆類**など、**カルシウムを多く含む食品**を十分にとらなければなりません。

「腎臓にいい食べもの」も、とりすぎてはいけない

ただし、いくら「腎臓にいい」とされている食べものも、**腎臓の調子によってはと**

らない方がいいこともありますし、とりすぎて害をもたらすこともありますす。

たとえば、**腎機能が低下し、カリウムの排出が滞っているときは、カリウムの摂取を控えなければなりません。**

血液の中にカリウムが過剰に蓄積《ちくせき》すると、高《こう》カリウム血症《けっしょう》を発症しやすくなり、手や唇がしびれたり、不整脈《ふせいみゃく》が起こったり、心臓停止に至ったりすることがあるからです。

すでにお話ししたように、腎機能が低下しているときは、タンパク質も控える必要があります。

いくら魚介類や豆類が腎臓の働きを助けるからといって、食べすぎればタンパク質過多《かた》となり、腎臓に負担をかけてしまいます。

また、腎機能が低下すると、尿の中に、本来、身体に必要なタンパク質が漏れ出してしまいます。

タンパク尿が出ていることに気づかず、「最近、疲れやすいのは、タンパク質が不足しているのではないか」と頑張ってタンパク質を多めにとってしまうと、**さらに腎臓に負担をかけることになる**ため、注意が必要です。

もちろん水分も、とりすぎると、血液が薄まって、けいれんや意識障害を起こすことがあります。

さらに、腎臓に負担がかかり、老廃物の処理が滞って、低ナトリウム血症などを引き起こすこともあります。

特に、何らかの原因で、尿の量が少なくなり、水分が身体の中にたまってしまう人は、水分の制限が必要となります。

とりすぎてはいけないものとしては、ほかに「塩分」があります。

腎臓には、体内の電解質のバランスを調整する働きがあります。

厚生労働省は、人が1日にとる塩分の目標量を、男性8g未満、女性7g未満としていますが、塩分をとりすぎると、腎臓は体内の塩分濃度を薄めるため、余分なナトリウムを体外へ排出しようと一生懸命働き、オーバーワークになってしまうのです。

塩分があまりにも多かったり、それがむくみや高血圧の原因となります。腎臓の機能が低下していたりすると、体内に余分な塩分が残り、

塩分が多めな加工食品や濃い味付けの食べものは、できるだけ避けるようにしましょう。

なお、食品添加物《てんかぶつ》の中には、腎臓の組織や機能にダメージを与えるものもたくさんあります。

今はさまざまな食品に添加物が使用されているため、完全に避けることは難しいかもしれませんが、腎臓や身体への影響を考えると、塩分も添加物も多めなインスタント食品やスナック菓子などは控えた方がいいでしょう。

「バランス」と「腹八分目」で、腎臓を健やかに

「絶対的に、腎臓や身体にいい」という食べものはありません。

身体に必要な食べものや腎臓にいい食べものも、とりすぎれば害になります。

結局、さまざまな食べものをバランスよくとることが、腎臓にとっても身体にとっても一番よいのではないでしょうか。

また、**「腹八分目《はらはちぶんめ》」**を心がけることも大事です。

満腹状態になれば、食べものからきた水分や塩分の処理に時間がかかり、腎臓は休みなく働かなければならなくなるからです。

腹八分目を実践《じっせん》するコツは、「ゆっくり噛《か》んで食べる」こと。

噛めば噛むほど消化されやすくなり、少ない量で満腹感を得られるようにもなるの

で、一石二鳥です。

とはいえ、「バランスよく食べなきゃ」「腹八分目に抑えなきゃ」と、常に気を張っている必要もありません。

それがストレスになってしまうようでは、本末転倒《ほんまつてんとう》です。

腎臓は働き者です。

毎日、暴飲暴食をし続けたなら話は別ですが、たまに食べすぎたり飲みすぎたりする程度なら、頑張って調整してくれるはずです。

もし、食生活が乱れたり、休めなかったりすることが何日か続き、腎臓や身体が疲れているなと感じたら、腎マッサージで、腎臓の疲れをとってあげましょう。

なお、巻末付録では、腎臓にやさしいレシピをいくつか紹介しています。

みなさんの健康づくりに、ぜひ役立ててください。

おわりに

1回あたり1分程度、お腹から腰にかけての腎臓に効くツボをグリグリとマッサージするだけ。難しい知識や道具がなくても、いつでもどこでも誰にでもでき、健康面でさまざまなメリットが得られます。

私がこの「寺林流・腎マッサージ」を考えたのは、治療院に施術に来られたお客さまから、何度となく「疲れを自分でも簡単にとれる方法はありませんか？」というリクエストをいただいたからです。

本来、疲れのとり方は、疲れている場所によって異なります。

頭が疲れていれば頭の疲れをとるツボが、足が疲れていれば足の疲れをとるツボがそれぞれありますが、それらをすべて把握《はあく》するのはかなり難しいでしょう。

そこで私が注目したのが「腎」、とりわけ「腎臓」でした。

東洋医学では、腎は「生命力の源」と考えられています。

実際、腎臓には、「血液をろ過して、身体に必要なものは再吸収し、必要ないものは排出して、血液をきれいにする」という、非常に重要な働きがあります。

血液がきれいになれば、酸素や栄養が全身にくまなくいきわたり、心臓や血管への負担が減り、免疫細胞も活発に働けるようになりますから、疲れが解消され、さまざまな病気の予防にもつながります。

幸いにも、腎マッサージを実践されたお客さまからは、「疲れがとれた」「身体が軽くなった」「友人から若返ったと言われた」といった感想をたくさんいただき、私は「お役に立ててよかった」と思うと同時に、腎臓の重要さをあらためて実感しています。

さあ、次は、みなさんの番です。

腎マッサージで腎臓の疲れをとり、ぜひ疲れ知らずの身体を手に入れてください！

寺林陽介

巻末付録

腎臓にやさしいレシピ集

定食1

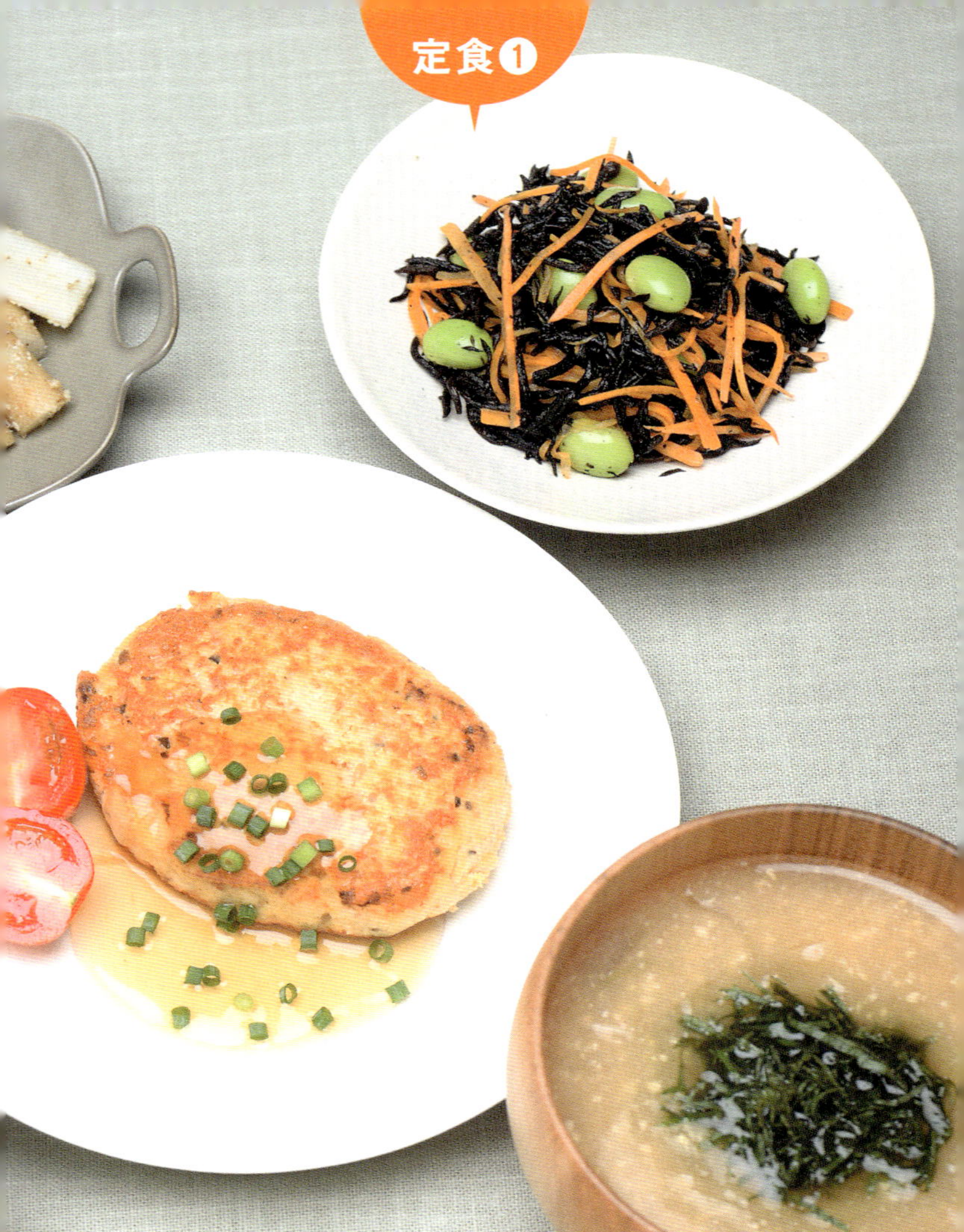

減塩だから腎臓にやさしい
疲れた身体にぴったりのさっぱりレシピ！

おからハンバーグ定食

◎おからハンバーグ

〈材料〉（２人分）

おから……60g
鶏ひき肉……60g
玉ねぎ……30g
生しいたけ……10g
卵……1個
コンソメ（顆粒）……1g
マヨネーズ……小さじ1
サラダ油……大さじ½
A ┌ だし汁……50mℓ
　│ みりん……小さじ1
　│ しょうゆ……小さじ1弱
　│ 生姜の絞り汁……小さじ½
　└ 水溶き片栗粉……適量
万能ねぎ……適量
ミニトマト……適量

〈作り方〉

❶ 玉ねぎと生しいたけはみじん切りにする。卵はといておく。
❷ Aを合わせておく。
❸ ボウルに❶とおから、鶏ひき肉、コンソメ、マヨネーズを入れ、よくこねてから2等分し、小判形に成形する。
❹ サラダ油を熱したフライパンに❸を並べ、焼き色がつくまで焼く。裏返したら火を弱めてふたをし、火が通るまで焼く。
❺ Aを加えて全体にからめたら器に盛り、小口切りにした万能ねぎを散らし、ミニトマトを添える。

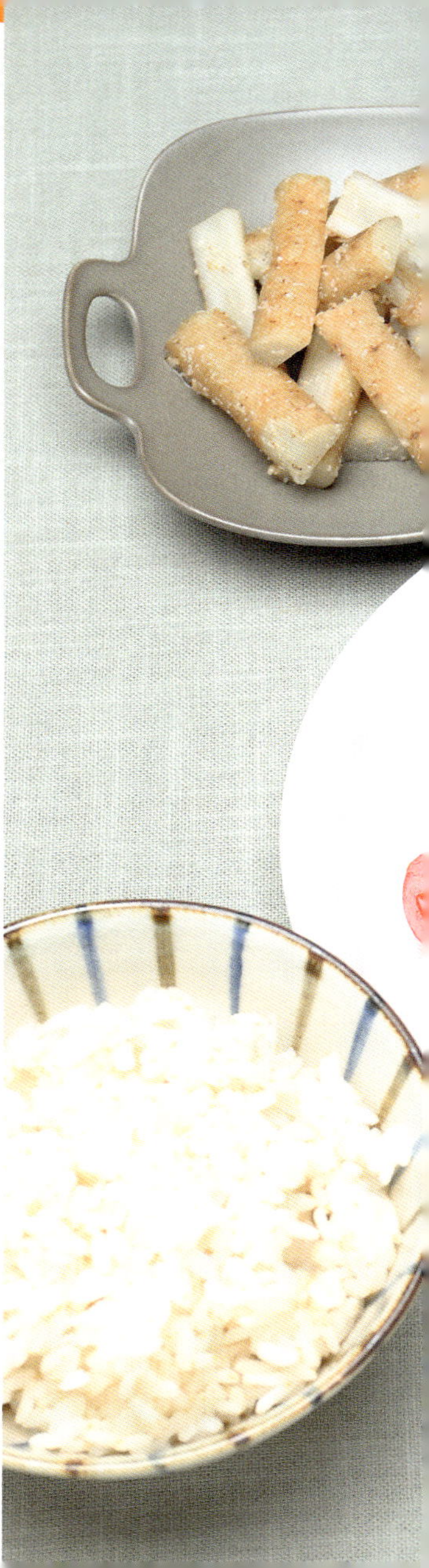

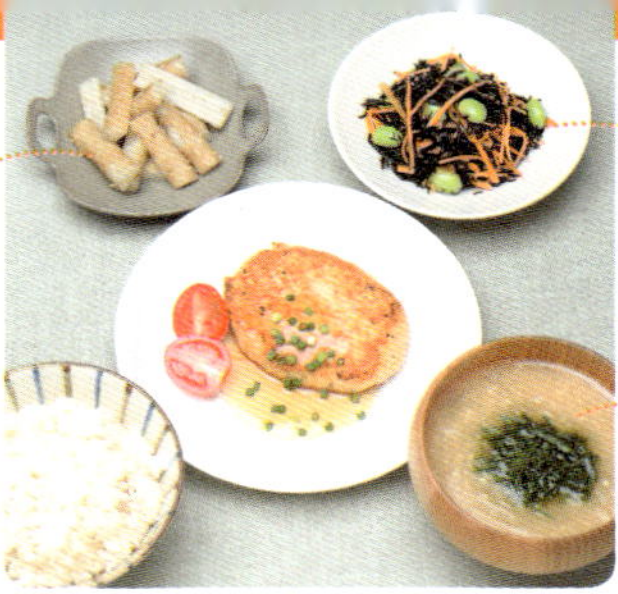
たたき
ごぼう
枝豆と
ひじきの
サラダ
香味
味噌汁

◎たたきごぼう

〈材料〉（２人分）

ごぼう……………100g
酢……………小さじ2
砂糖……………小さじ1
白すりごま……………適量

〈作り方〉

❶ ごぼうは皮の汚れを取るようによく洗い、すりこぎなどでたたいてから5㎝の長さに切りそろえる。
❷ 鍋に湯を沸かし、酢（分量外、湯1ℓに対して大さじ1）を入れ、ごぼうを茹でる。
❸ ボウルに酢と砂糖、白すりごまを合わせ、ごぼうを加えて混ぜる。

◎枝豆とひじきのサラダ

〈材料〉（２人分）

芽ひじき（乾燥）……10g
にんじん……………40g
枝豆（さや付き）……80g
ポン酢……………大さじ1

〈作り方〉

❶ ひじきは水で戻し、にんじんはせん切りにして軽く茹でる。
❷ 枝豆は塩茹でし、さやから豆を取り出す。
❸ ひじきとにんじん、枝豆を合わせて器に盛り、いただく直前にポン酢をかける。

◎香味味噌汁

〈材料〉（２人分）

だし汁……………260mℓ
味噌……………26g
みょうが……………1個
大葉……………6枚

〈作り方〉

❶ みょうがと大葉はせん切りにする。
❷ だし汁を火にかけ、沸騰したらみょうがを入れ、すぐ火を弱めて味噌を溶く。
❸ 器に盛り、大葉をのせる。

定食❷

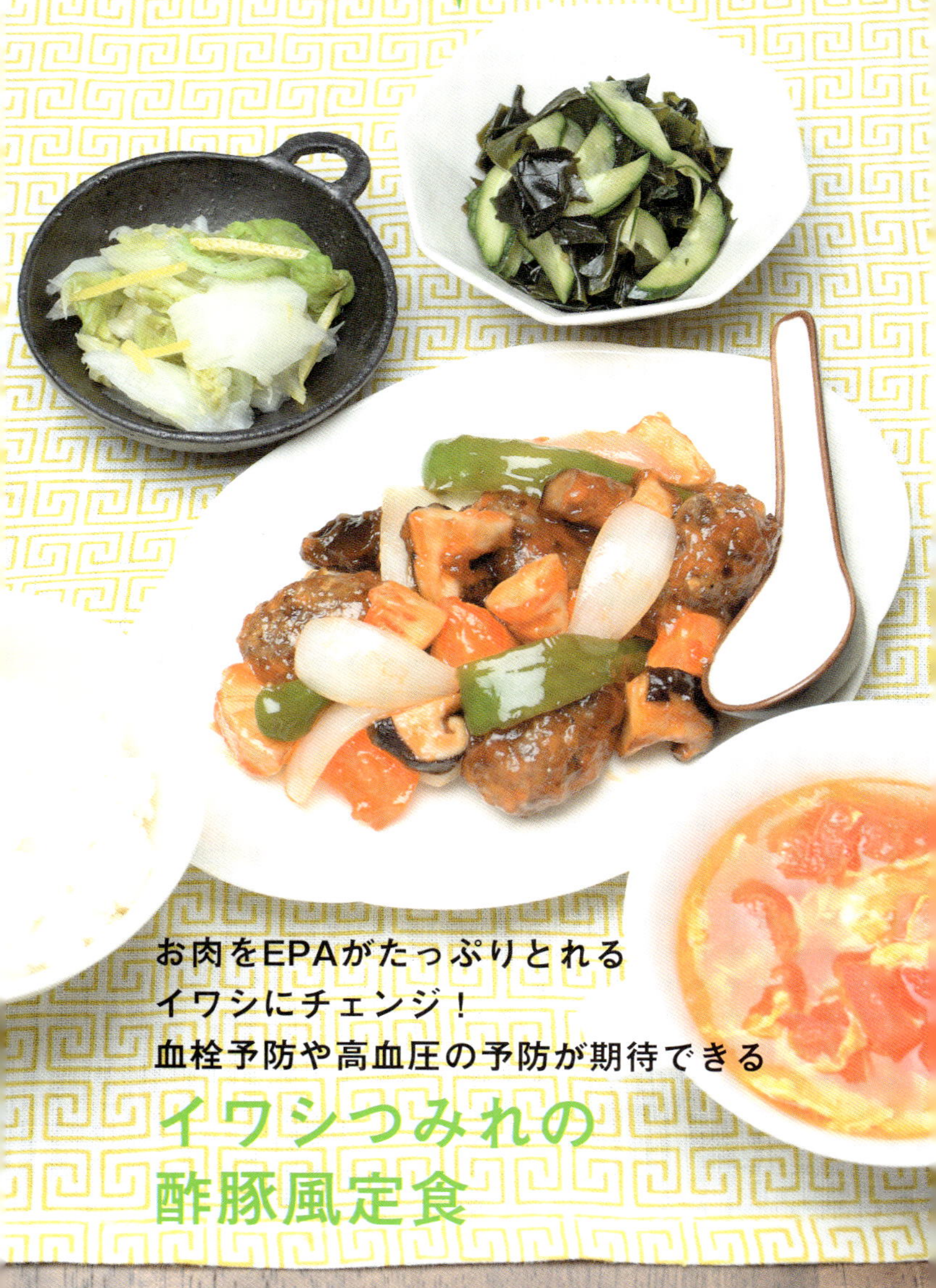

お肉をEPAがたっぷりとれる
イワシにチェンジ！
血栓予防や高血圧の予防が期待できる

イワシつみれの酢豚風定食

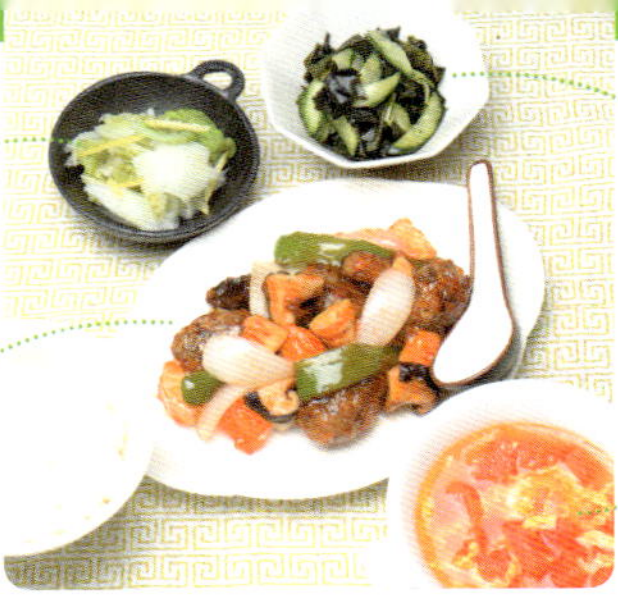

◎イワシつみれの酢豚風

〈材料〉（２人分）

イワシ（3枚におろしたもの）…2尾

A
- 卵白 …… 1個分（30g）
- 長ねぎ …… 30g
- 塩 …… 小さじ⅓
- 生姜の絞り汁 …… 小さじ1

片栗粉 …… 大さじ1
揚げ油 …… 適量

玉ねぎ …… 60g
ピーマン …… 40g
にんじん …… 60g
たけのこ（水煮） …… 60g
生しいたけ …… 40g
しょうゆ …… 小さじ1弱
サラダ油 …… 大さじ2

B
- トマトケチャップ …… 小さじ2
- 酢 …… 大さじ1
- 酒 …… 小さじ2
- 砂糖 …… 大さじ1
- しょうゆ …… 小さじ1強
- 片栗粉 …… 5g
- 水 …… 大さじ1

〈作り方〉

❶ 玉ねぎはくし形切り、ピーマンは縦4等分、にんじんは乱切りにする。たけのこと石づきを取った生しいたけはひと口大に切る。Bを合わせておく。

❷ イワシの皮を取り除いて細かく包丁で切り、まな板の上でまんべんなく身をたたく。

❸ ボウルに❷とAを入れ、よくこねてから団子状に成形し、表面に片栗粉をまぶす。鍋に油を熱し、中火でこんがり色がつくまで5分ほど揚げる。

❹ フライパンにサラダ油を熱して野菜類を炒め、ややしんなりとしたら❸のイワシ団子を加える。Bを加え、とろみがついたら火を止める。

◎きゅうりとわかめのサラダ

〈材料〉（2人分）

きゅうり……½本
乾燥わかめ……5g
A しょうゆ……小さじ1
A 酢……大さじ½
A 砂糖、ごま油……各小さじ½

〈作り方〉

❶ きゅうりは縦半分に切り、斜め薄切りにする。わかめは水で戻し、食べやすく切る。
❷ Aを混ぜ合わせ、きゅうりとわかめを和える。

◎白菜のゆず風味漬けもの

〈材料〉（2人分）

白菜……180g
ゆずの皮……適量
ポン酢……4g

〈作り方〉

❶ 白菜は食べやすい大きさに切り、さっと茹でる。ゆずの皮はせん切りにする。
❷ 白菜は水気をよく絞り、ゆずの皮とポン酢と混ぜる。
＊ゆずがなければ、カボスやレモンなどの柑橘類でもよい。

◎トマト卵スープ

〈材料〉（2人分）

トマト……1個（200g）
卵黄……1個分（20g）
中華スープの素……小さじ2
こしょう……少々
ごま油……小さじ1
水……300mℓ

〈作り方〉

❶ トマトは種を取り除き、1cm角に切る。
❷ 鍋に水を入れ火にかけ、沸騰したらトマトと中華スープの素を入れる。
❸ 再び沸騰したらといた卵黄を回し入れ、こしょうとごま油を加える。

定食❸

免疫力アップに効果的！
めかぶを取り入れた
ボリューム定食

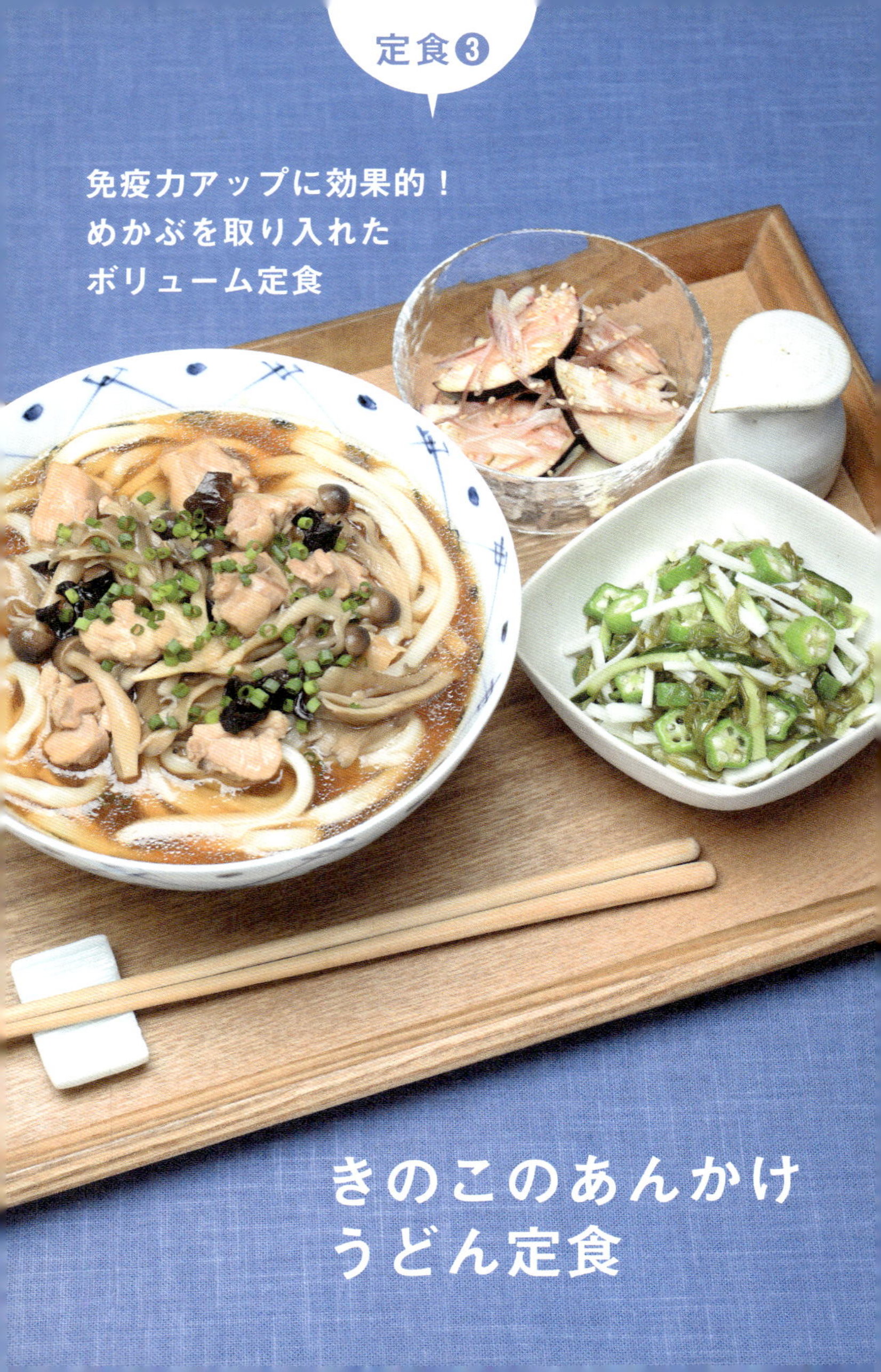

きのこのあんかけ
うどん定食

◎きのこのあんかけうどん

〈材料〉（２人分）

鶏もも肉……200g
しめじ……50g（½パック）
えのきだけ…100g（1パック）
まいたけ……50g（½パック）
乾燥キクラゲ……2g
A［だし汁……600mℓ
　しょうゆ……大さじ2
　みりん……大さじ1］
水溶き片栗粉……大さじ2
うどん（茹で）……2玉
万能ねぎ……適量

〈作り方〉

❶ きのこはそれぞれ石づきを取って食べやすい大きさに割き、鶏もも肉はひと口大に切る。キクラゲは水で戻しておく。
❷ 鍋にAと鶏肉を入れ、火が通ったら、きのこ類とキクラゲを加えて煮る。うどんを加え、温まったら水溶き片栗粉を加えてとろみをつける。
❸ 器に盛り、小口切りにした万能ねぎを散らす。

◎ネバネバサラダ

〈材料〉（２人分）

めかぶ……2パック
長いも……約5cm
きゅうり……½本
オクラ……10本
しょうゆ、レモン汁……お好みで

〈作り方〉

❶ 鍋に湯を沸かし、オクラを40秒ほど茹でて小口切りにする。きゅうり、長いもは細切りにする。
❷ ❶とめかぶを混ぜ合わせて器に盛り、お好みでしょうゆやレモン汁をかけていただく。

◎なすの酸味漬け

〈材料〉（２人分）

なす……1個（60g）
みょうが……1個
ポン酢……小さじ1
白いりごま……少々

〈作り方〉

❶ なすは縦に半分にしてから5mm幅に切り、塩水（分量外）につけてアクを抜き、水洗いしてキッチンペーパーに包んで水気をしぼる。みょうがはせん切りにする。
❷ ポリ袋になす、みょうが、ポン酢を入れて手でもみ、冷蔵庫で15分くらいおく。
❸ 食べるときに白いりごまをふりかける。

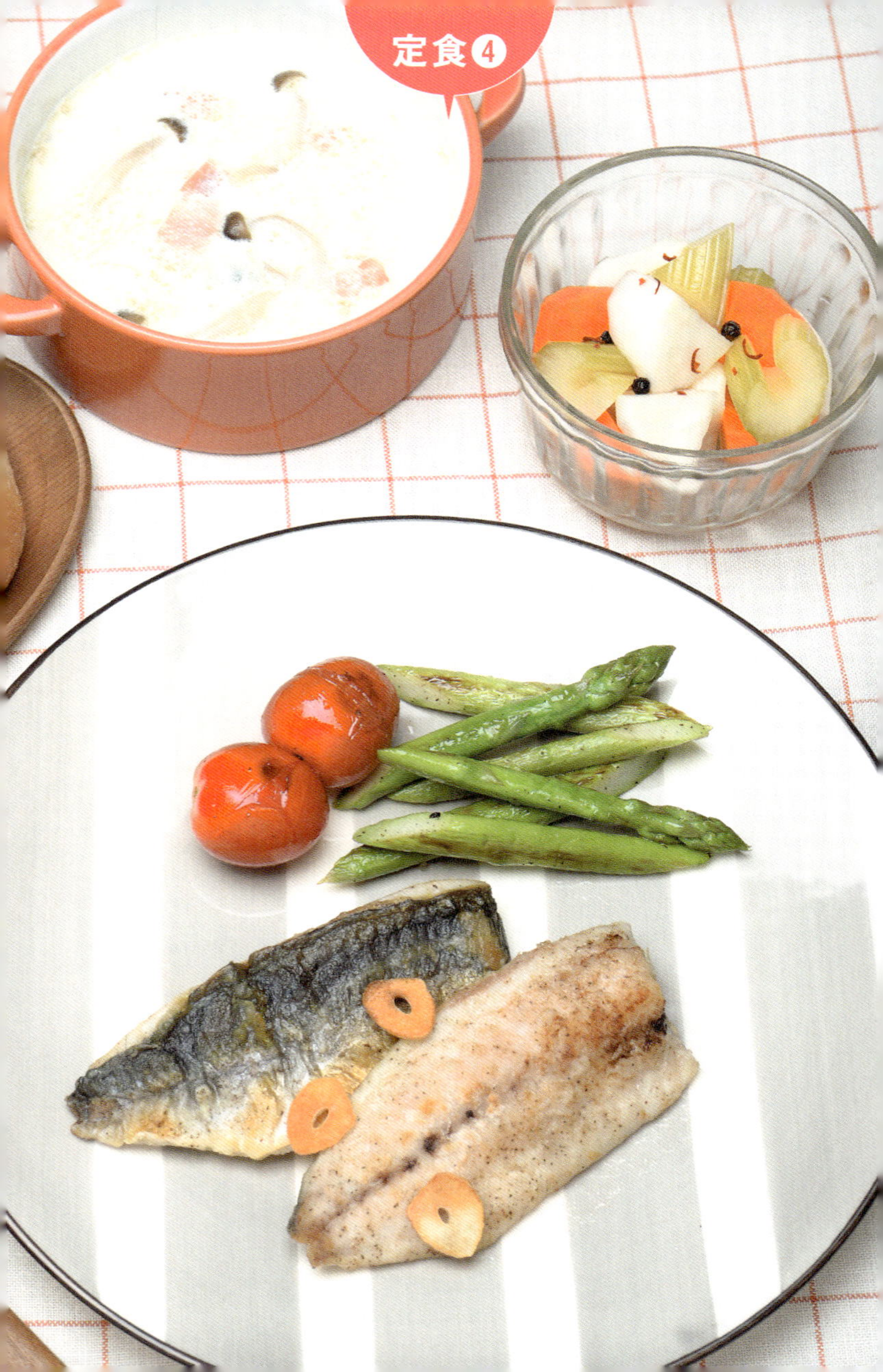
定食❹

味付けはしっかり。でも減塩で身体に◎！
青魚を取り入れて腎臓にやさしい

アジのガーリックソテー定食

◎アジのガーリックソテー

〈材料〉（2人分）

アジ（3枚おろし）	2尾分
塩、こしょう	各少々
小麦粉	大さじ2～3
ミニトマト	4個（60g）
グリーンアスパラガス	4本
ニンニク（薄切り）	2片
赤唐辛子	1本
オリーブオイル	大さじ2

〈作り方〉

❶ アジは両面に少し多めに塩、こしょうをし、小麦粉をまぶす。
❷ フライパンにオリーブオイル小さじ1を入れて中火にかけ、ミニトマトとグリーンアスパラガスを炒め、塩、こしょうで味をととのえる。
❸ フライパンに残りのオリーブオイル、ニンニク、赤唐辛子を入れて弱火にかけ、ニンニクがキツネ色になったら赤唐辛子とともに取り出す。
❹ ❶のアジを並べて中火にし、両面に焼き色がついたら器に盛る。ニンニクを散らし、❷を添える。

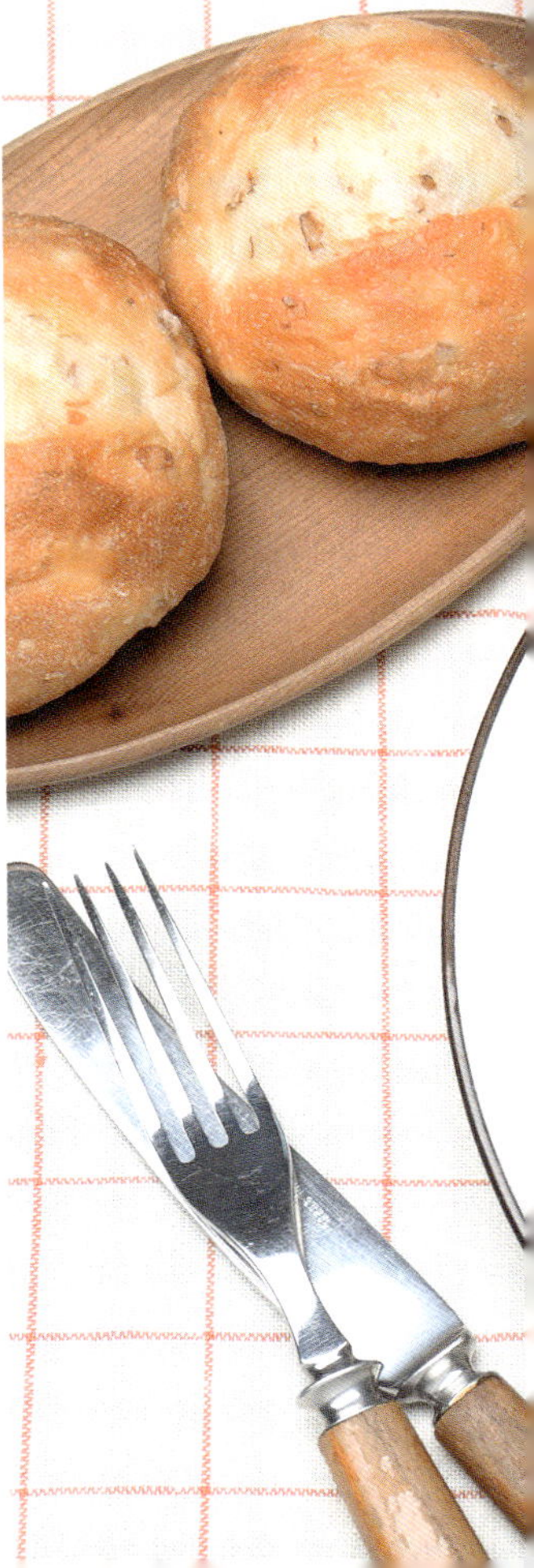

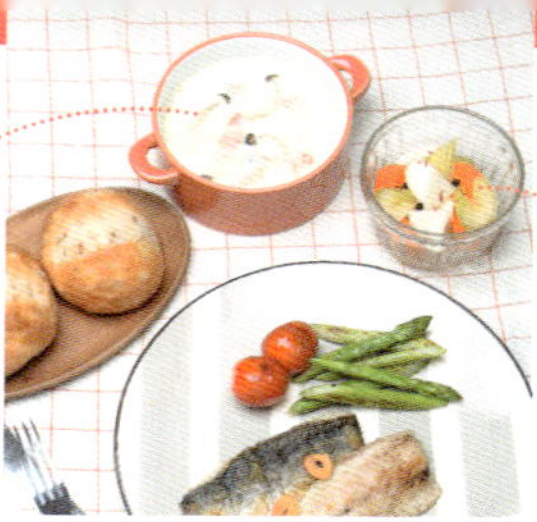
きのこと豆腐の
クリーミースープ
野菜の
ピクルス

◎野菜のピクルス

〈材料〉（２人分）

かぶ	½個（30g）
にんじん	¼本（25g）
セロリ	¼本（25g）
A 水	大さじ2
A 酢	大さじ2
A 白ワイン	大さじ1
A 砂糖	小さじ2
A 塩	小さじ½
A ローリエ	1枚
A 黒こしょう（粒）	少々
A 赤唐辛子（刻み）	½本分

〈作り方〉

❶ 皮をむいたかぶとにんじん、筋を取ったセロリをひと口大の乱切りにする。

❷ 鍋にAを入れ、ひと煮立ちさせたら熱いうちに❶を加える。

❸ 粗熱が取れたら冷蔵庫で冷やす。

◎きのこと豆腐のクリーミースープ

〈材料〉（２人分）

絹ごし豆腐	80g
ベーコン	20g
玉ねぎ	80g
えのきだけ	20g
しめじ	50g
エリンギ	20g
牛乳	400mℓ
オリーブオイル	小さじ2
コンソメ（顆粒）	小さじ2
粉チーズ	小さじ1
こしょう	少々

〈作り方〉

❶ 豆腐をミキサーでペースト状にする。ベーコンは1cm幅に切り、玉ねぎは薄切りにする。きのこ類は石づきを取って小房にほぐす。

❷ 鍋にオリーブオイルを熱してベーコンを炒め、玉ねぎを加えて透き通るまで炒める。きのこ類を加えてさらに炒める。

❸ ❶の豆腐と牛乳を加えて弱火にし、コンソメと粉チーズ、こしょうで味をととのえる。

小鉢❶

お手軽にEPAがとれる小鉢。
食卓に追加したい一品！

野菜とわかめのピリ辛ナムル

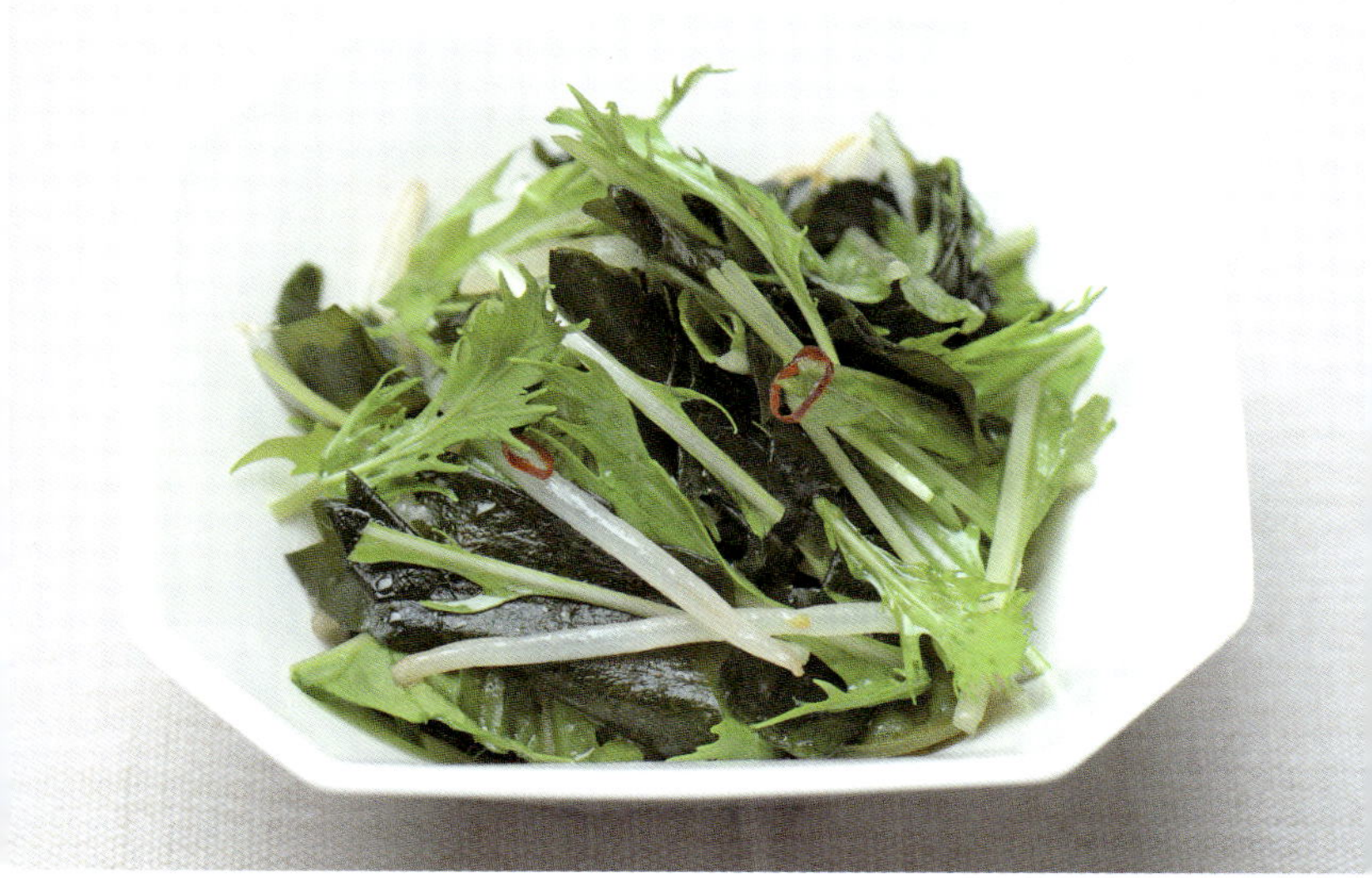

〈材料〉（2人分）

もやし……½袋（50g）
赤唐辛子（輪切り）……1本分
水菜……40g
乾燥わかめ……5g
A
鶏がらスープの素……小さじ1½
おろしにんにく（チューブ）……2cm程度
ごま油……小さじ1

〈作り方〉

❶ もやしと赤唐辛子は耐熱皿に入れてラップをし、電子レンジで加熱する。（600Wで約3分）
❷ 水菜は食べやすい大きさに切り、わかめは水で戻して水切りしておく。
❸ ボウルに❶と❷、Aを入れ、混ぜ合わせる。

小鉢❷

食物繊維が豊富なれんこんで
腸内環境を整え、免疫力もアップ！

繊維たっぷりの根菜のキンピラ

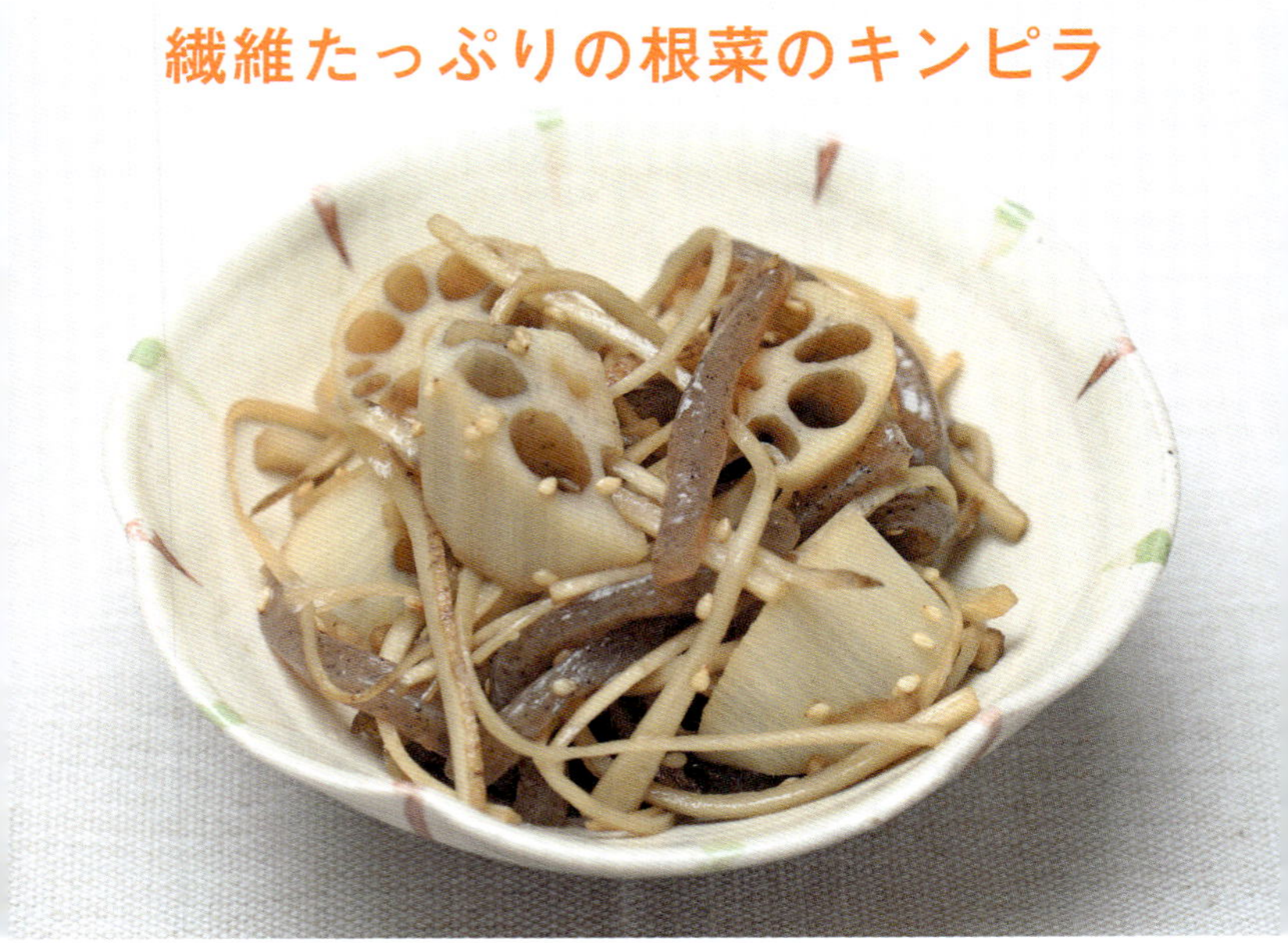

〈材料〉（２人分）

ごぼう		50g
れんこん		50g
こんにゃく		50g
ごま油		小さじ2
A	砂糖	小さじ1強
	しょうゆ	小さじ1強
	みりん	小さじ1弱
	だし汁	小さじ2
白いりごま		適量

〈作り方〉

❶ こんにゃくとごぼうはアクを抜いたあとに、細切りにする。れんこんはひと口大の乱切りにする。
❷ 鍋にごま油を熱し、❶を炒める。
❸ 全体に油がまわったらAを加え、汁気がなくなるまで炒める。白いりごまを加えて混ぜる。

小鉢❸

ツナとヤングコーンで
お手軽にEPAを追加できる

春雨とヤングコーンの簡単サラダ

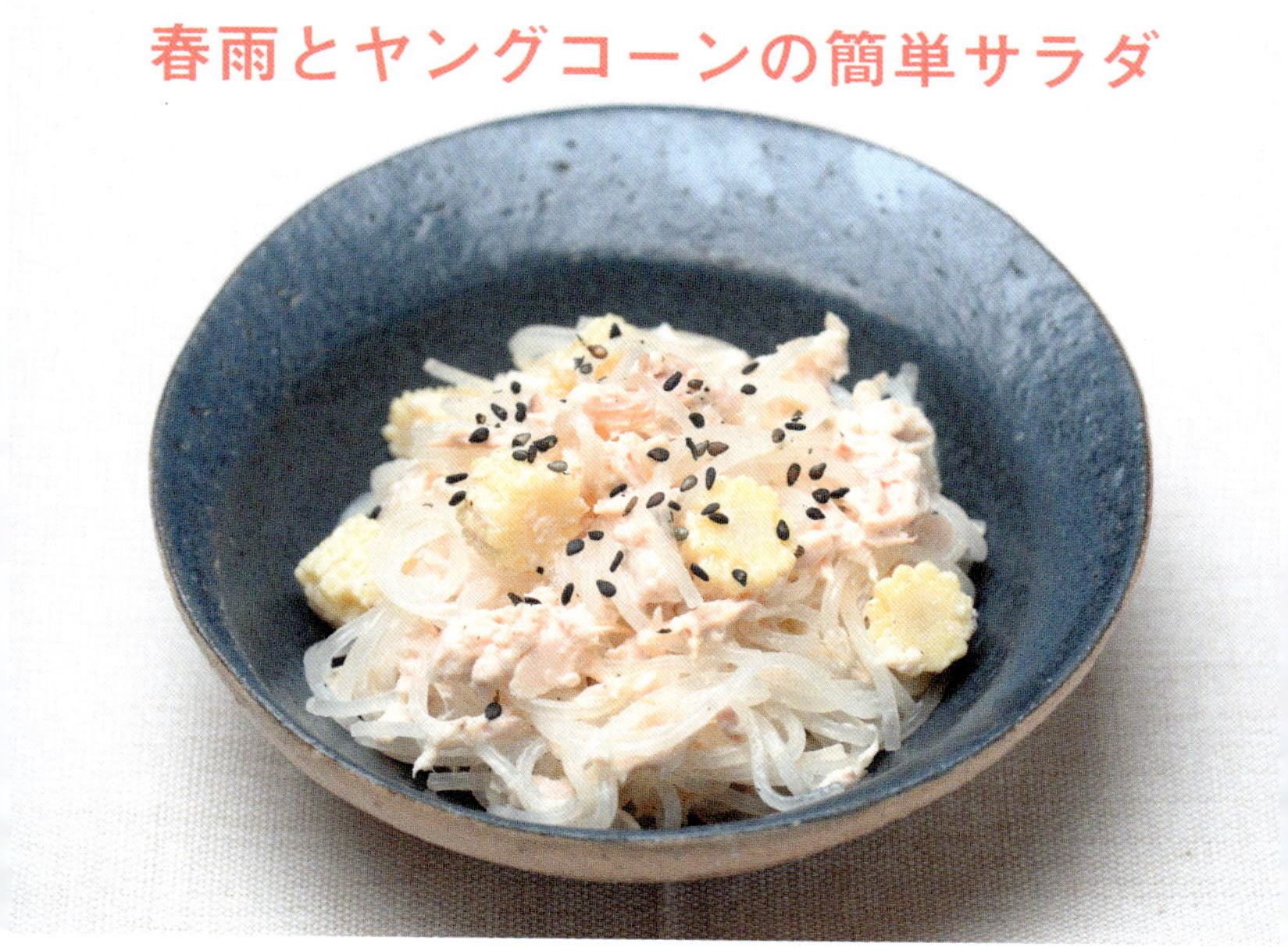

〈材料〉（２人分）

春雨……………………30g
ヤングコーン（水煮）……3本
ツナ缶……………………1缶
マヨネーズ……………大さじ1
塩、こしょう…………各少々
黒いりごま………………少々

〈作り方〉

❶ 鍋に湯を沸かして春雨を茹で、水気を切って10㎝くらいの長さに切る。ヤングコーンは小口切りにする。ツナは油を切り、みじん切りにするように細かくほぐす。

❷ ボウルに❶とマヨネーズを入れ、塩とこしょうで味をととのえて、器に盛り、黒いりごまをふりかける。

疲れをとりたきゃ腎臓をもみなさい

発行日　2016年8月25日　第1刷
発行日　2017年2月19日　第19刷

著者　寺林陽介

監修　内野勝行

デザイン　轡田昭彦＋坪井朋子
撮影／制作協力　森モーリー鷹博
モデル　森木美和（スプラッシュ）
ヘアメイク　田中いづみ
編集協力　村本篤信
校正　荒井順子
料理　望月理恵子
料理制作協力　伊藤美枝子、岩本英子

編集担当　栗田亘
営業担当　伊藤玲奈
営業　丸山敏生、増尾友裕、熊切絵理、石井耕平、綱脇愛、櫻井恵子、吉村寿美子、田邊曜子、矢橋寛子、大村かおり、高垣真美、高垣知子、柏原由美、菊山清佳、大原桂子、矢部愛、寺内未来子、上野綾子
プロモーション　山田美恵、浦野稚加
編集　柿内尚文、小林英史、舘瑞恵、澤原昇、辺土名悟、及川和彦、奈良岡崇子
編集総務　千田真由、髙山紗耶子、高橋美幸
メディア開発　中原昌志、池田剛
講演事業　齋藤和佳、高間裕子
マネジメント　坂下毅
発行人　高橋克佳

発行所　株式会社アスコム

〒105-0002
東京都港区愛宕1-1-11　虎ノ門八束ビル
編集部　TEL：03-5425-6627
営業部　TEL：03-5425-6626　FAX：03-5425-6770

印刷・製本　中央精版印刷株式会社

Printed in Japan ISBN 978-4-7762-0919-5